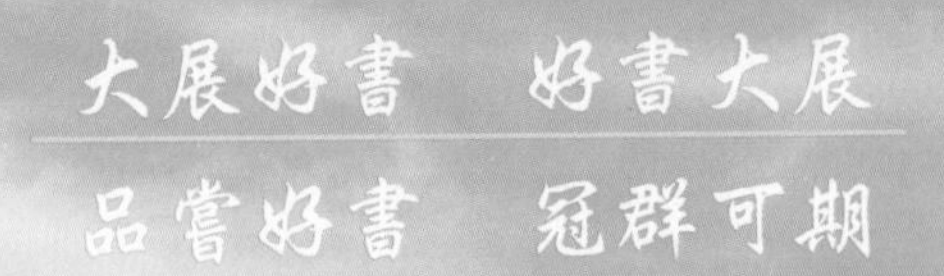
大展好書　好書大展
品嘗好書　冠群可期

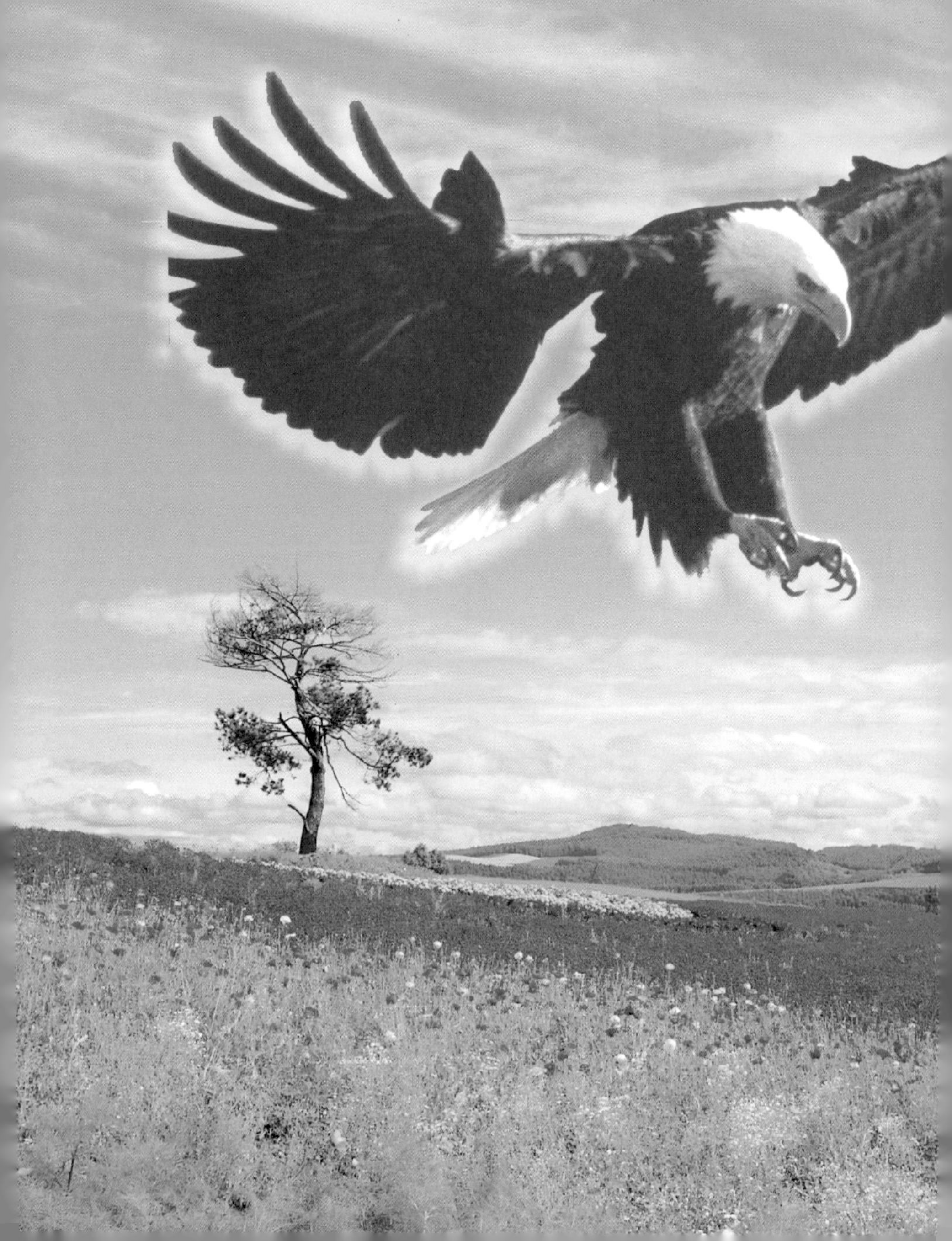

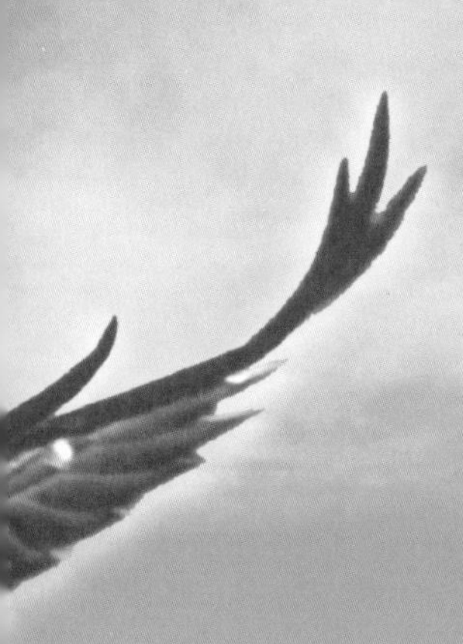

大展好書　好書大展

品嘗好書　冠群可期

傳統民俗療法 11

神奇推拿療法

張貴荷
甘仲杰 主編

品冠文化出版社

叢書總序

中國傳統醫學是千百年來歷代名醫智慧的結晶，是祛病健身、延年益壽取之不盡的大寶庫。對一些常見病，中國醫學積累了許多簡易有效的傳統療法。

本套「傳統民俗療法」叢書挖掘、整理、精編了散在於民間及各種醫書中的傳統療法，並用簡明的文字、清晰的圖解介紹給讀者，以便大家選用。

叢書包括《神奇刀療法》《神奇拍打療法》《神奇拔罐療法》《神奇艾灸療法》《神奇貼敷療法》《神奇薰洗療法》《神奇耳穴療法》《神奇指針療法》《神奇藥酒療法》《神奇藥茶療法》《神奇推拿療法》……等。

希望叢書能給您和您的親人解除病痛，給您的家庭帶來幸福。

目錄

第一章　推拿概述 …… 7

一、推拿的作用原理 …… 7
二、推拿的常用手法 …… 10
三、推拿的常用穴位 …… 37
四、推拿的適應症與禁忌症 …… 69
五、推拿的注意事項 …… 70

第二章　頭頸部常見傷病的推拿療法 …… 73

一、頭痛 …… 73
二、三叉神經痛 …… 78
三、面神經麻痺 …… 81
四、神經衰弱 …… 84
五、腦血管意外後遺症 …… 87
六、近視 …… 91
七、鼻炎 …… 94
八、失眠 …… 96
九、頸椎綜合徵 …… 99
十、落枕 …… 106

第三章　軀幹部常見傷病的推拿療法 ………… 111

一、提肩胛肌勞損 ………………………………… 111
二、菱形肌損傷 …………………………………… 113
三、慢性腰腿痛 …………………………………… 116
四、急性腰扭傷 …………………………………… 119
五、骶髂關節急性扭傷 …………………………… 124
六、腰椎間盤突出症 ……………………………… 128
七、胸肋軟骨炎 …………………………………… 132
八、胸壁挫傷與閃腰岔氣 ………………………… 135
九、慢性胃炎 ……………………………………… 137
十、痛經 …………………………………………… 140
十一、便秘 ………………………………………… 142
十二、腹瀉 ………………………………………… 145
十三、空調綜合徵 ………………………………… 147
十四、慢性疲勞綜合徵 …………………………… 150

第四章　上肢軟組織損傷的推拿療法 ………… 155

一、肩關節周圍炎 ………………………………… 155
二、肩袖損傷 ……………………………………… 159
三、網球肘(肱骨外上髁炎) …………………… 163
四、羽毛球肘(骨內上髁炎) …………………… 166
五、橈骨小頭半脫位 ……………………………… 169
六、腕關節扭傷與勞損 …………………………… 171

七、橈骨莖突部腱鞘炎 …………………… 174
八、腕部腱鞘囊腫 ……………………………… 176
九、書寫痙攣綜合徵 ………………………… 178
十、駕駛疲勞綜合徵 ………………………… 182
第五章　下肢軟組織損傷的推拿療法 ……… 187
一、股內收肌損傷 …………………………… 187
二、膕繩肌損傷 ……………………………… 190
三、髕骨勞損 ………………………………… 193
四、膝關節半月板損傷 ……………………… 197
五、跟腱腱圍炎 ……………………………… 200
六、脛腓骨疲勞性骨膜炎 …………………… 204
七、梨狀肌損傷綜合徵 ……………………… 206
八、股四頭肌萎縮 …………………………… 209
九、膝外側疼痛綜合徵 ……………………… 213
十、足部勞損及平足症 ……………………… 215
十一、踝關節扭傷 …………………………… 219

第一章 推拿概述

一、推拿的作用原理

推拿是由各種手法，作用於機體的特定部位，刺激並引起局部和全身反應，從而調整機體機能，消除病理因素，以達治病和提高機體機能能力目的的一種有效手段。推拿療法在我國已有幾千年的歷史，其特點是簡便易行，不用什麼特殊設備，以其安全舒適、有效，無毒副作用為人們所青睞。這一具有獨特效果的醫療方法，在充滿壓力與競爭的現代人的醫療保健事業中，發揮著不可替代的重要作用。

推拿療法的作用原理簡述如下：

(一) 平衡陰陽，調節全身各部機能

中國醫學運用陰陽失調來闡述疾病的發生機理，認為陰陽平衡的失調、機體機能的紊亂造成了疾病的發生。現代醫學認為，各種疾病，是由於不同的病理因素影響了機體某些器官的功能，並進一步損害其組織，造

成了疾病的發生和發展。推拿療法是一種良好的物理刺激，由神經反射，影響和調整全身各器官系統功能，使之達到陰陽平衡。強而快的推拿手法可使神經肌肉組織產生興奮過程，輕而緩慢的推拿手法則使神經肌肉組織產生抑制過程。推拿，還可使興奮與抑制過程在中樞神經系統的不同部位和不同時間內的相互轉化更趨協調，從而使機體處於良好機能狀態。

(二) 扶正祛邪，增強體質

推拿療法被人們認為是一種對機體的被動運動，與體育運動一樣，具有強壯筋骨、增強體質的作用。經推拿後，血液循環暢通，新陳代謝旺盛，代謝產物排除加快，機體內環境更趨穩定，經由神經體液調節，提高各部臟器之功能，激活體內免疫防禦系統，增強抗病能力，提高健康水平。

(三) 活血散淤，促進康復過程

中醫理論認為，通則不痛，痛則不通，而活血散淤是中醫學中的重要治療原則。推拿療法具有明顯的活血散淤、鎮痛止痛作用。

經推拿後，機體局部潮紅，體溫增高，毛細血管擴張，營養物質輸入增多，有利於損傷組織的修復。

經常推拿，能增強韌帶、肌腱的柔韌性和彈性，加大關節活動範圍，消除因缺乏肌肉活動、供血不足造成的對關節韌帶肌腱的不良影響。

(四) 整復脫位，改善骨骼營養

推拿療法對軟組織損傷、骨關節組織的錯縫、脫臼等具有理順、整復、歸位作用。推拿療法可強壯筋骨，表現在改善骨骼營養、促進骨骼鈣磷代謝等方面。有實驗報告指出，某些老年性骨質疏鬆患者，經一段時間推拿後，骨骼脫鈣情況有較好改善。

(五) 鬆解黏連，減少炎性滲出

肌肉痙攣是骨傷以及軟組織損傷後常見的臨床症狀，它是一種保護性機能反應，以限制損傷部位的活動，減輕疼痛，防止損傷的繼續發展。但是久而久之，則使關節發生攣縮，損傷部位瀦留的組織液、淤血等逐漸形成纖維化，組織之間形成黏連，造成機能障礙。推拿療法可通經活絡，防止上述病理過程的形成與發展，同時對已有的攣縮、黏連、功能障礙等，可有明顯的解痙止痛、鬆解黏連、滑利關節、恢復功能之作用。

(六) 其他作用

推拿療法的作用除上述外，還具有以下方面：

1. 改善皮膚營養，利於汗腺、皮脂腺分泌，具有較好的美容效果。

2. 調節呼吸運動，提高機體攝氧水平。

3. 增強腸胃蠕動，增加消化液分泌，改善消化和吸收機能。

4. 增加脂肪消耗，可瘦體強身。

5. 提高肌力，消除局部肌肉疲勞和全身性疲勞。

6. 改善大腦皮質興奮與抑制相互誘導過程，改善失眠，提高睡眠質量。

二、推拿的常用手法

(一) 推法

推法是以指、掌、拳、肘、足等部位，著力於人體某處或經絡穴位上，做前後、上下、左右直線或弧線推進的一種手法。具有活血化淤、通絡止痛、軟堅散結、祛風散寒、消除疲勞的作用。推法包括指推法、掌推法、拳推法、肘推法、足推法。

1. 指推法

【手法要領】醫者以拇指指腹施於施術部位，沿同一方向穩力推進，其頻率和著力應由慢到快，由淺入深。此方法適用範圍較廣，多用於頭、肩背和手臂等處（圖 1-1）。

2. 掌推法

【手法要領】醫者肘關節微屈，以手掌或掌根部於施術部位做輕推或重推。要求輕推時速度要慢，用

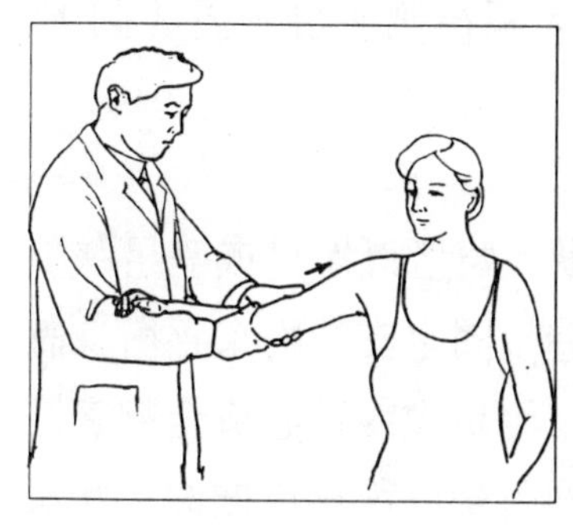

圖 1–1

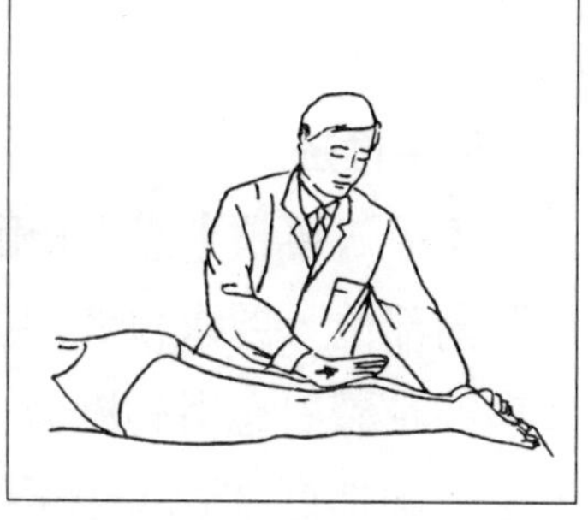

圖 1–2

力較小。重推時則速度稍快，用力稍重，其力度應達肌膚深層。掌推法可單手推、雙手推，也可用虎口推、疊掌推（圖1-2）。

3. 拳推法

【手法要領】醫者握拳，拳心向下，以食、中、無名、小指的中節背側面及拳根著力，向一定方向推進。拳推法是推法中刺激較強的一種手法，適用於肌肉豐厚的腰背及肩背、四肢的勞損、陳舊性損傷、風濕痺症等（圖1-3）。

4. 肘推法

【手法要領】醫者屈肘約成 90°，以後肘部（鷹嘴突）著力於受術部位向前或向後推進，此法力度較大，多用於肌肉豐滿發達處或

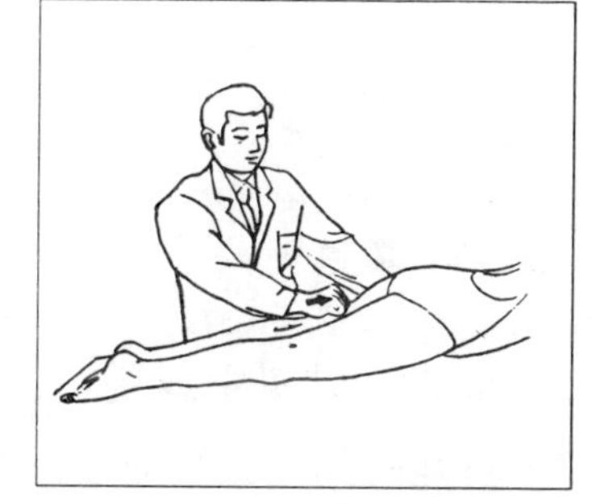

圖 1–3

肥胖患者，如腰背、臀及大腿後側肌群等處（圖 1-4）。

5. 足推法

【手法要領】患者俯臥，醫者以單足或雙足踩壓於受術部位，要求醫者手握一固定支持物來平衡身體及調節身體對患者的壓力，用足尖或足心或全腳掌沿一定方向進行推動，也可同時輔以踩壓或振顫。此法力度很大，技術要求較高，故臨床很少使用，多用於運動員等體格強壯之人。此法難度也很大，要求醫生體重較小，並需經特殊訓練才能掌握。此法對於疏筋活絡、緩解痙攣、消除疲勞有很好效果（圖 1-5）。

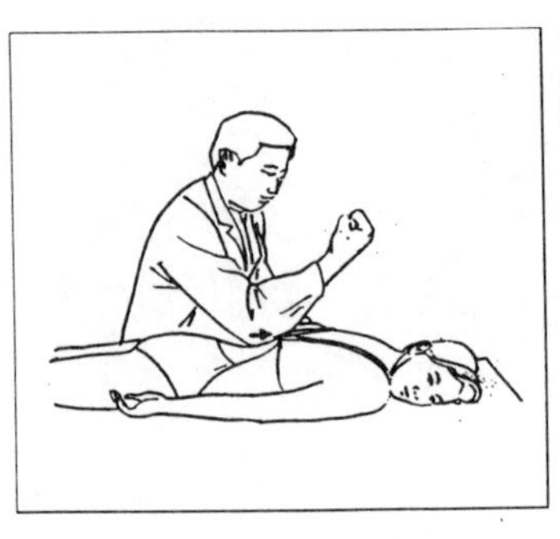

圖 1–4

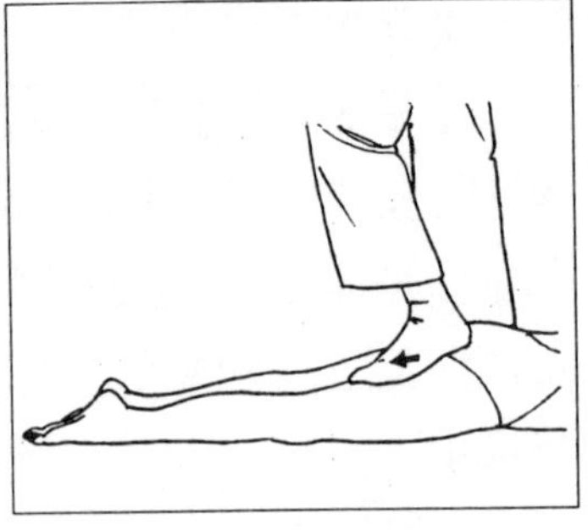

圖 1–5

(二) 拿法

拿法是以單手或雙手的拇指與其餘四指對稱用力，將施術部位提起並逐漸用力內收的一種手法。此方法多用於頸項、肩背、四肢等處。具有舒通經絡、緩解痙攣、減輕肌肉酸脹、消除全身疲勞之功效。

【手法要領】醫者屈肘屈腕，拇指與食指、中指，或拇指與其餘四指相對用力，指間各關節伸直，掌指關節屈曲，以指腹著力挾持住施術部位，並以指根發力提起，逐漸內收，然後再放鬆，如此反覆數次（圖1-6、7）。

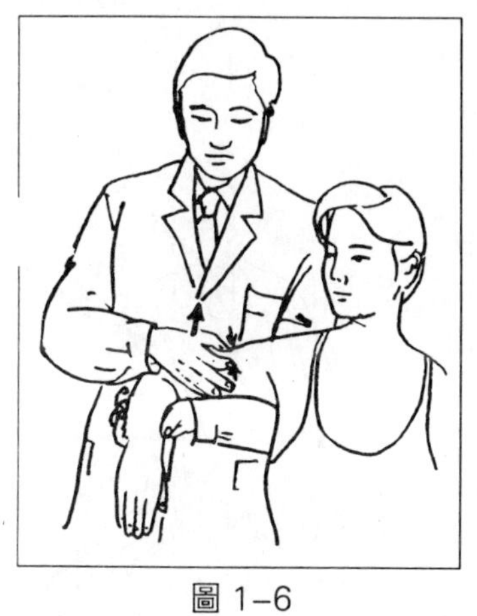

圖 1–6

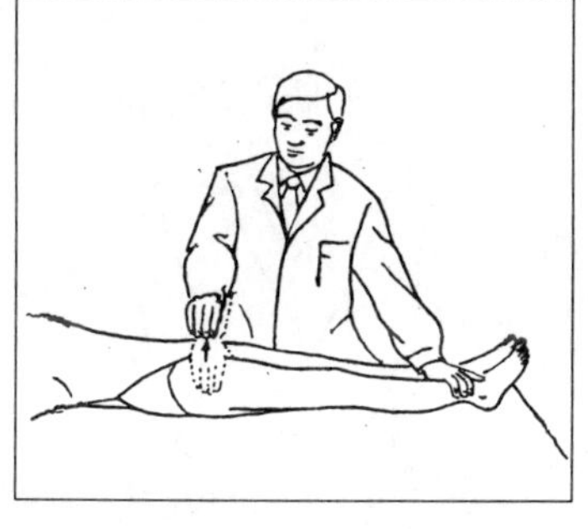

圖 1–7

(三) 按法

按法是以醫者的手指、掌、肘、足尖等部位著力於施術部位，由淺入深，逐漸用力向下按壓的一種手法。具有疏通經絡、調節氣血、鎮靜止痛的作用。根據部位的不同，臨床分為指按、掌按、肘按三種。

1. 指按法

【手法要領】醫者一手背伸腕關節，伸食、中指掌指關節，屈指間關節且分開，以兩指中節指骨背側分別著力於棘突兩側夾脊穴，並循經自上而下按壓。用力要適度，以患者有酸脹感為宜（圖1-8）。

2. 掌按法

【手法要領】　醫者將上肢伸直，腕部背伸，用全掌或掌心按壓患處，垂直用力，由輕到重，穩而持續。由於該手法接觸面積大，刺激緩和，多用於範圍較大而又平坦的部位（圖1-9）。

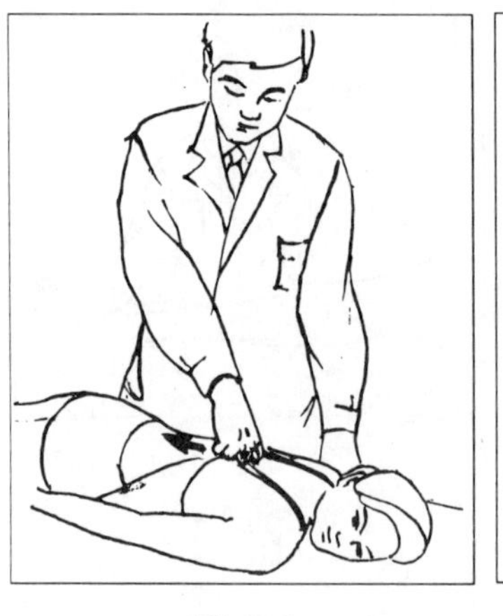

圖 1–8

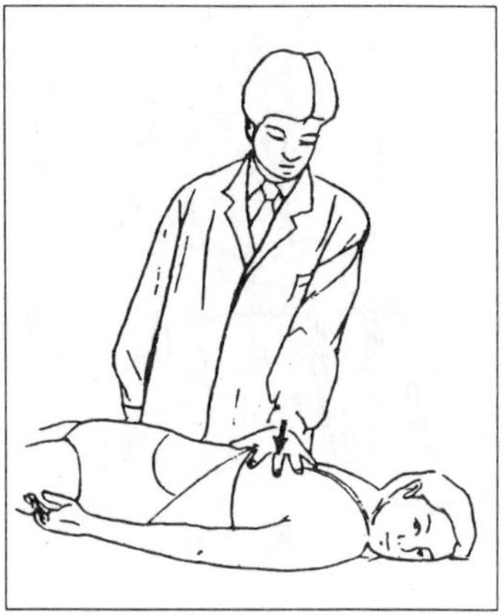

圖 1–9

3. 肘按法

【手法要領】醫者屈肘約60°，用鷹嘴突按壓患處。此方法接觸面積小，刺激強，多用於肌肉發達處或病變較深的部位，如腰背及臀部（圖1-10）。

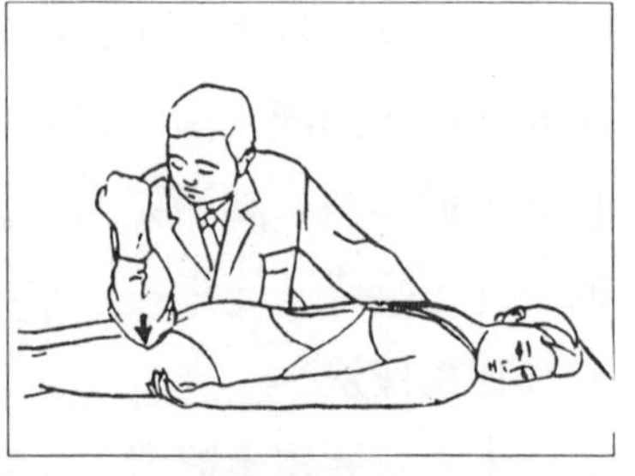

圖 1– 10

(四) 摩法

摩法是指醫者用手掌掌面或食、中、無名指指面附著於體表一定部位上，做環形而有節律地撫摩的一種手法。摩法作用表淺、緩和舒適，是推拿諸手法中最輕柔的方法。其特點是不急不緩，不輕不重，具有理氣和中、消導積滯、活血散淤、調和營衛之功效。摩法適用於身體各部位的軟組織損傷。

1. 指摩法

【手法要領】醫者將手指自然伸直，指腹平伏在病變部位上，屈肘鬆腕，然後做緩和協調的環旋撫摩，順時針或逆時針方向均可。著力部分要隨著腕關節連同前臂做盤旋活動，用力輕柔自然，不宜過重，每分鐘 80 次左右，是按摩胸腹部、季肋部常用手法（圖 1-11）。

2. 全掌摩法

【手法要領】醫者指與掌根結合併用，施治於體表相應部位，摩動時用力緩和，頻率較慢，以 40～60 次 / 分為宜，使患者有較強的舒適感。此方法多用於面積較大的部位，如肩

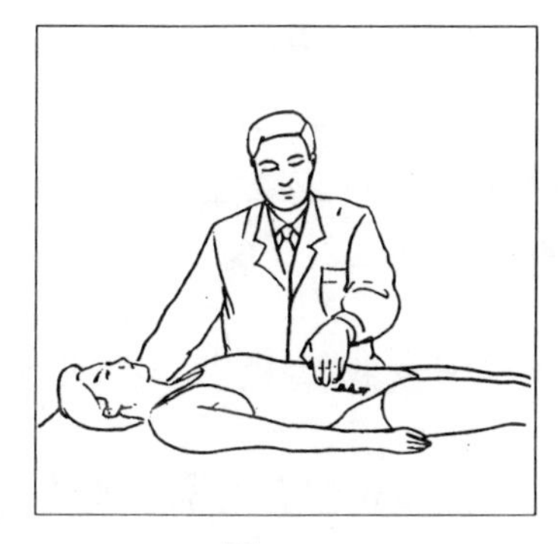

圖 1－11

背、腰臀等處（圖 1 - 12）。

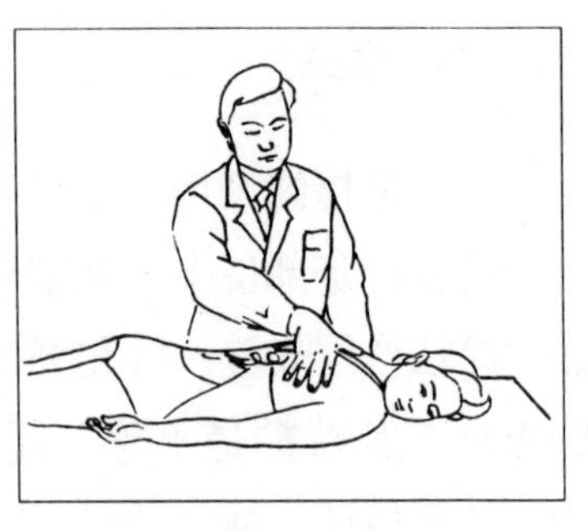

圖 1－12

(五)㨰法

㨰法是醫者將手背置於患者體表，以前臂旋前、旋後的動作帶動腕關節，使手背在施術部位做連續往返㨰動的一種手法。其功用可以溫通經絡，調和氣血，緩解痙攣，滑利關節。該手法作用面較大，多用於肩背、腰臀及四肢等肌肉發達部位。

【手法要領】操作時，手半握拳，以小魚際的側面接觸施術部位後，著力按壓㨰動向前，使手背之力作用於施術部位。為使㨰動力集中到手背，在㨰動向前過程中，使腕部稍屈，手指略伸開，手背平貼於施術部位以助發力，然後再將手收回成原半握拳狀，如此一㨰一回有節律地㨰動，頻率約 100 次 / 分，要求用力均勻，使㨰動的壓力持續作用在施術部位，不能發生跳動、擊打或摩擦。此法可單手，或雙手交替，也可雙手同時進行（圖 1 - 13）。

(六) 捏法

捏法是醫者用單手或雙手的拇指與其餘四指相對，呈鴨嘴狀，將施術部位挾持住，捏合放鬆交替進行並

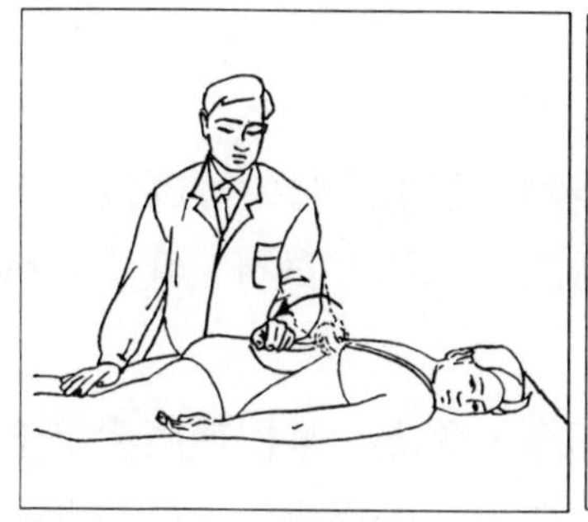

圖 1– 13<1>

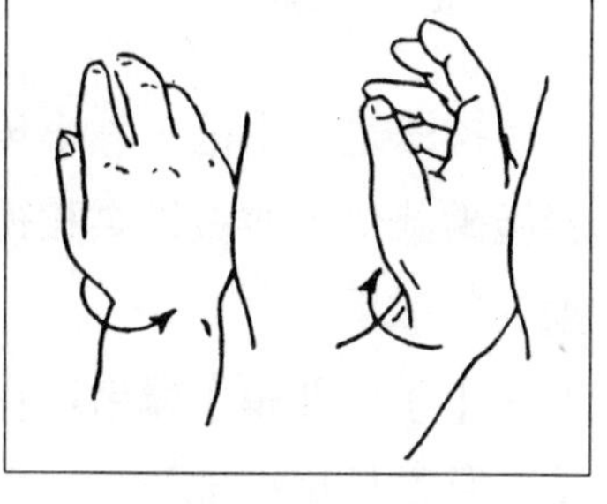

圖 1– 13<2>

隨之向前移動的手法。該方法主要用於四肢及肩背等部位。具有鎮靜安神、通經活絡、消除疲勞的作用。

【手法要領】醫者要沉肩屈肘，腕部背伸，拇指與其餘四指相對呈鴨嘴狀，挾持住肌肉或肌腱，以指根發力捏合、放鬆，沿其輪廓，循其走向，各指碾轉，擠捏推進。要求使力均匀、廣泛，透入深層組織。不可指端用力，引起表皮疼痛。在實踐中，捏法常和揉法結合使用形成捏揉法。圖 1- 14〈1〉為雙手捏法，圖 1- 14〈2〉則為單手捏揉法。

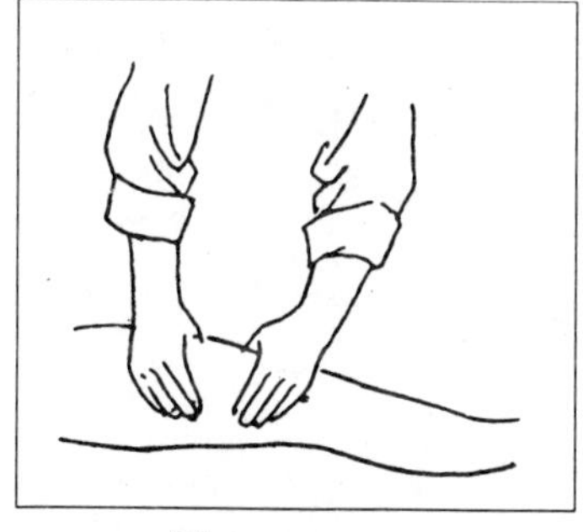

圖 1– 14<1>

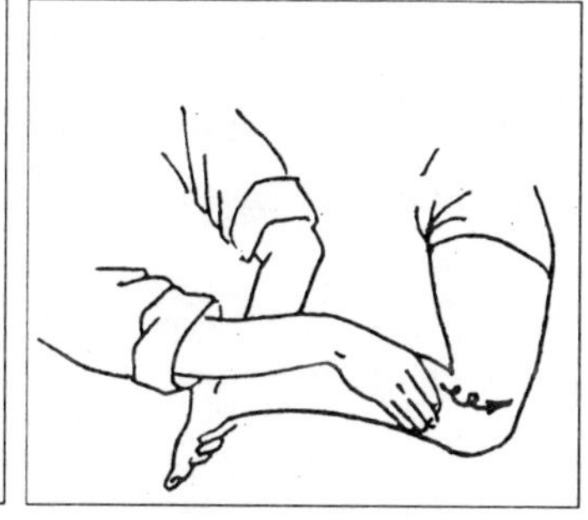

圖 1– 14<2>

(七) 揉法

揉法是以手指、大小魚際、掌根或肘尖等部位作用於施術部位，並做輕柔和緩的、一個方向的、螺旋形移動的一種手法。

【手法要領】醫者以指腹、魚際、掌根或肘尖等部位，緊貼於施術部位，以肩帶肘，以肘帶手，一起做柔和而均勻的螺旋狀揉動。

揉動時，逆時針或順時針均可，但不可頻頻改變方向。醫者的手或掌或肘要緊緊貼附於施術部位，用力均勻適度，由慢及快，透達於裡，使其在組織深層產生溫熱及鬆解作用。

根據醫者用力部位的不同，揉法可分為指揉法（圖1-15）、掌揉法（圖1-16）、拳揉法（圖1-17）、肘尖揉法（圖1-18）、以及前臂揉法（圖1-19）。

指揉法多用於全身各部的經絡穴位。掌揉法多用於頭面、胸腹部、肩背部。拳揉法多用於腰臀及下肢後側肌肉發達處。而肘尖揉法多用於肩背骶棘肌處以及下肢後側的穴位按揉，前臂揉法以其施力均勻溫和、作用面積大多用於腰背等處。

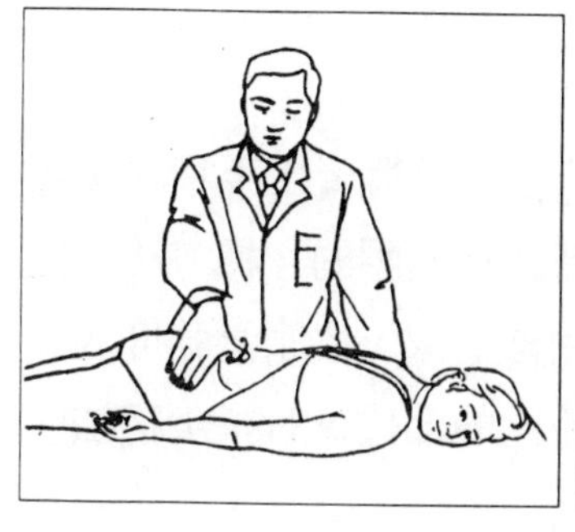

圖 1－15

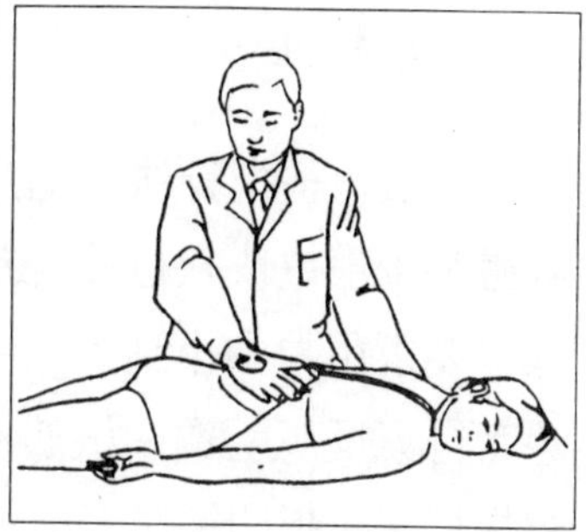

圖 1－16

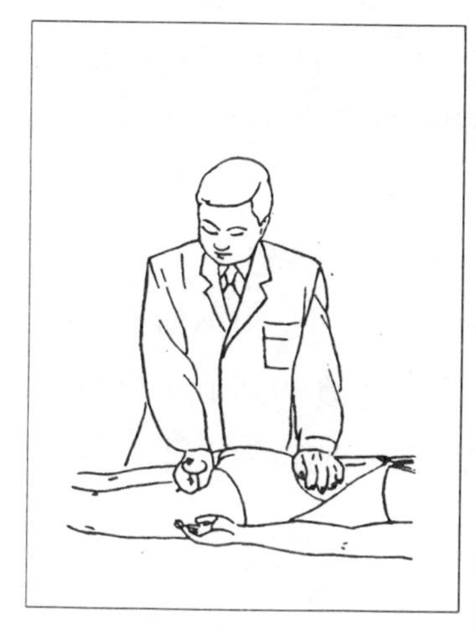

圖 1－17

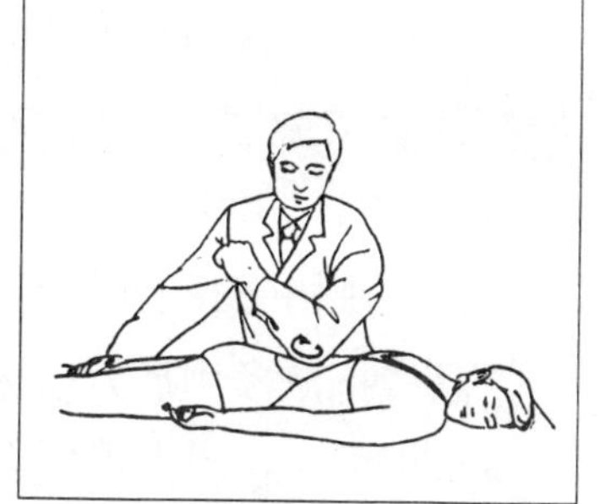

圖 1－18

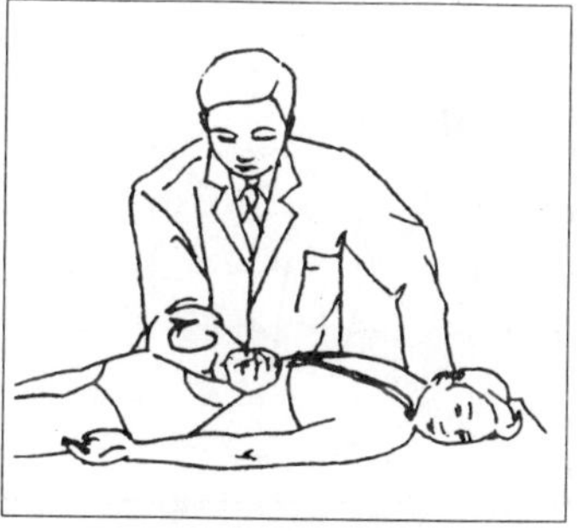

圖 1－19

(八) 掐法

掐法也稱指針法、點穴法，是醫者用手指在患者身體某一部位或穴位深深持續地掐壓的一種方法。因操作要求用力由小到大、由淺及深，故刺激強度大，患者得氣反應明顯。根據不同的部位，有指尖掐法、壓指掐法、指切掐法三種。

1. 指尖掐法

【手法要領】醫者用拇指尖或中指尖端施術。拇指掐法時，其餘四指半握拳，或與拇指呈對指鉗狀，拇指伸直或微屈，並使指間關節緊靠食指以助發力（圖 1 - 20）。中指掐法時，中指伸直，拇指和食指緊夾中指遠側指間關節以助發力（圖 1 - 21）。

該種掐法多用於穴位，用力均勻，由小到大，切勿突然用力。在患者得氣之後須持續 30 秒到 1 分鐘，持續過程也可配合其他手法，如指的振顫法等。手法

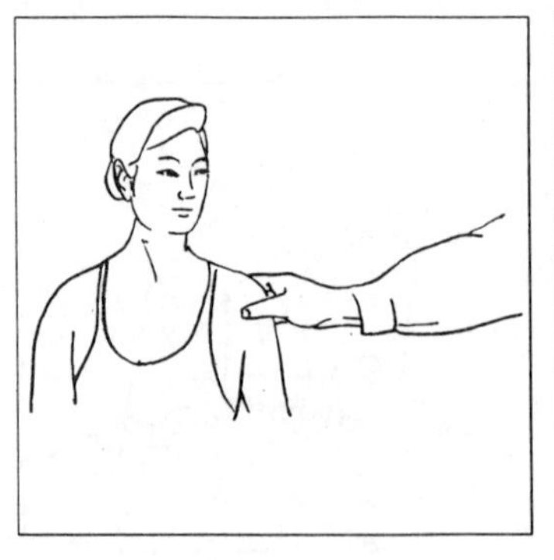
圖 1– 20

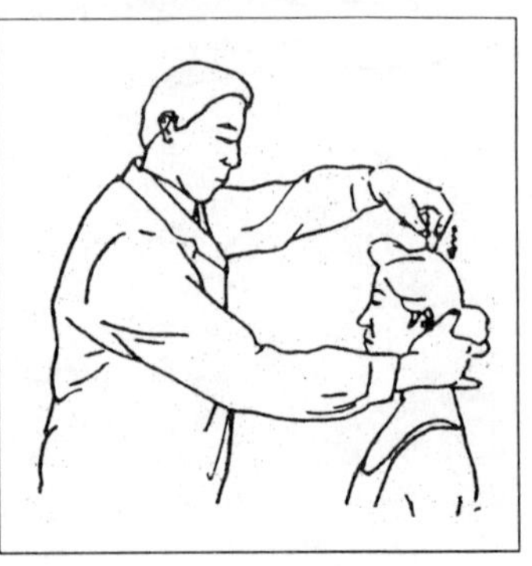
圖 1– 21

結束後，逐漸鬆勁，並配合指揉法、摩法，以緩解掐後反應。

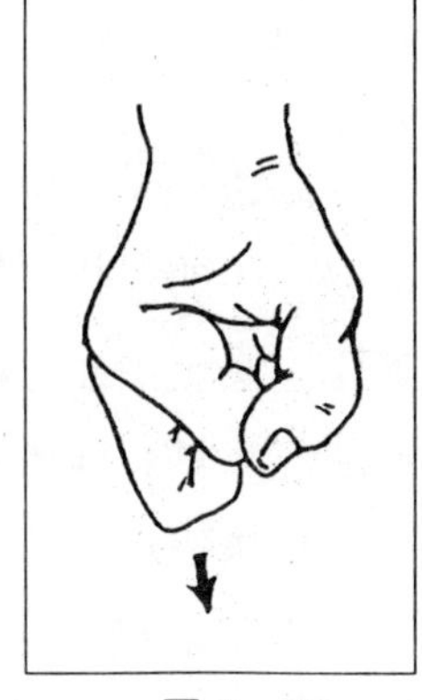
圖 1－22

2. 屈指掐法

【手法要領】醫者將中指屈曲，用突出的近端指間關節著力掐壓。操作時，拇指按住已屈曲的中指的末節指骨，食指與無名指屈曲並夾住中指以助發力。其餘要領同指尖掐法。屈指掐法力度大，可透深層，適用於肌肉肥厚部位（圖 1 - 22）。

3. 指切掐法

【手法要領】指切掐法是醫者用拇指指端切壓皮膚的一種方法，一般僅適用於局部腫脹的組織。

施術時，在腫脹部位的遠心端，用拇指指端開始切壓，然後慢慢移向近心端，用力要巧並達深層，可見腫脹局部受指端切壓推擠而下陷。如此重複進行，使腫脹部位掐成一道密集的指切壓痕，與未指切的部位形成鮮明對照。然後再從其餘腫脹部位的遠端重複指切，直至全部消散而結束手法。該手法要求指切力要緩慢加壓，並可配合拇指的推、抹等手法，以助腫脹消散（圖 1 - 23）。

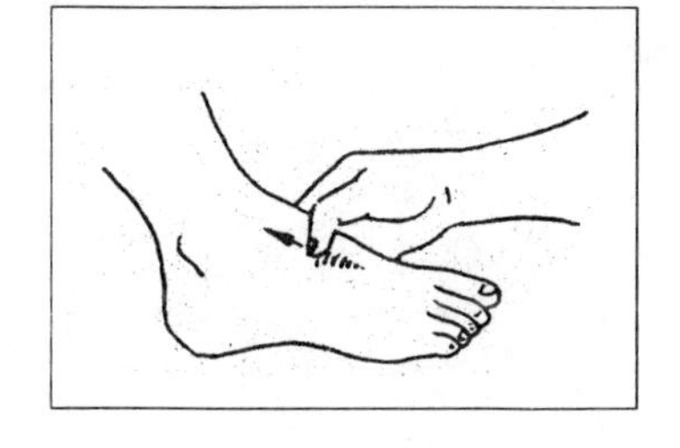
圖 1－23

(九) 振法

振法是醫者用單手或雙手的手指端或手掌貼在施治部位上，前臂和手部肌肉靜止性收縮發力，做快速振顫動作，使施治部位產生振動感的一種手法。適用於全身各部位，具有理氣和中、祛淤消痞、解除疲勞之功效。

1. 指振法

【手法要領】醫者用拇指或中指指端貼於施治部位，稍施向下之力，依靠手部和前臂肌群之力集中於指端，形成振動力，並使施治部位隨之發生振顫，使力達及深層組織。著力要實而有節奏，既有連續，又有間歇（圖 1 - 24）。

2. 掌振法

【手法要領】醫者腕關節背伸，手掌伸平，五指略分開，放於施治部位，集手腕和前臂肌群之力於掌面，持續振動發力，使力量透及組織深層，若需加大力量時，可用另一手重疊於施治之手背側合力而振（圖 1 - 25）。

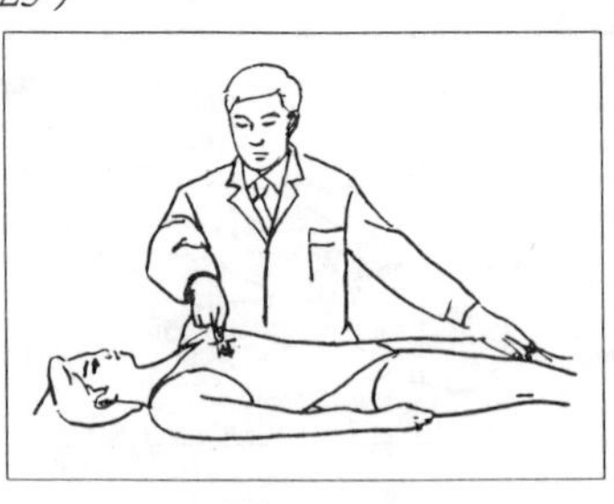

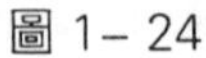

圖 1－24

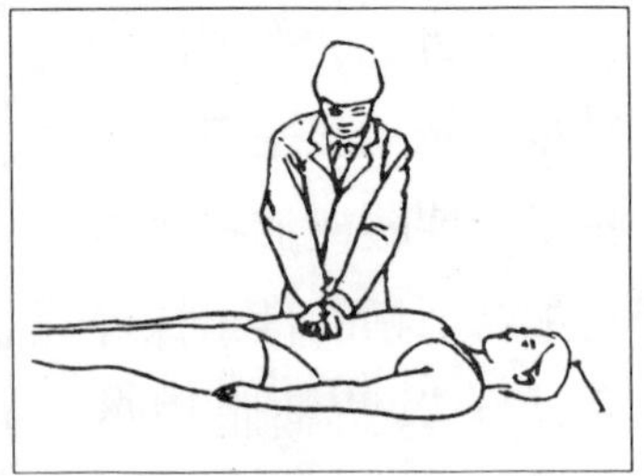

圖 1－25

(十) 搓法

搓法是醫者用雙手掌及魚際相對挾持住施術部位，或用單手掌面貼於施術部位，做快速而又柔和的搓動動作。該手法多用於四肢、胸肋、腰骶部，有調和氣血、舒筋通絡、放鬆肌肉的作用。

【手法要領】者用雙手掌面和魚際部相對挾持住施術部位，或用單手掌面貼於施術部位，做有節律的、交替用力的搓揉。要求動作協調，力量均勻，頻率要快，但移行速度稍慢，整個動作做到快搓慢移，搓動力量達皮下深層組織（圖 1 - 26）。

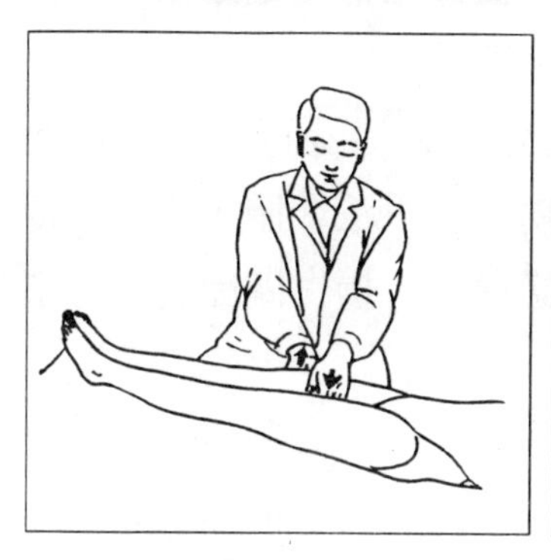

圖 1– 26 <1>

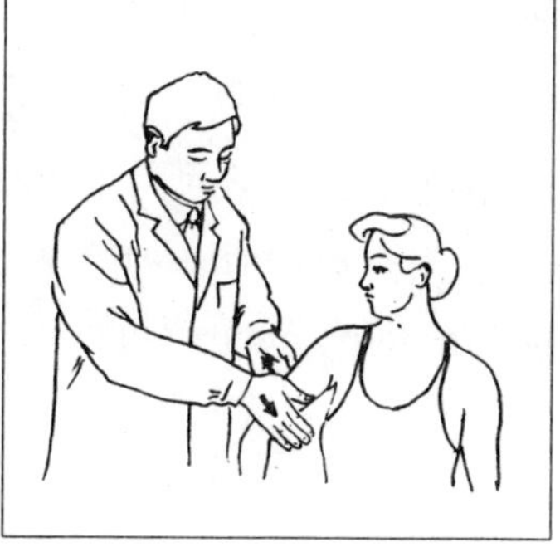

圖 1– 26 <2>

(十一) 扳法

扳法是指醫者用雙手或雙肘向相反方向用力，使關節被動伸展或旋轉的一種手法。多用於頸、腰、骶髂、四肢關節等部位，具有理筋通絡、鬆解黏連、滑利關節、糾正錯位等作用。

【手法要領】施術時，先使患者關節處於極度伸展或旋轉位，醫者雙手掌或雙肘部分別緊貼於兩著力點，突然做一短暫且略大的相反用力。由於扳法活動關節的幅度較大，作用較強，因此運用時應慎重、穩妥、輕巧。

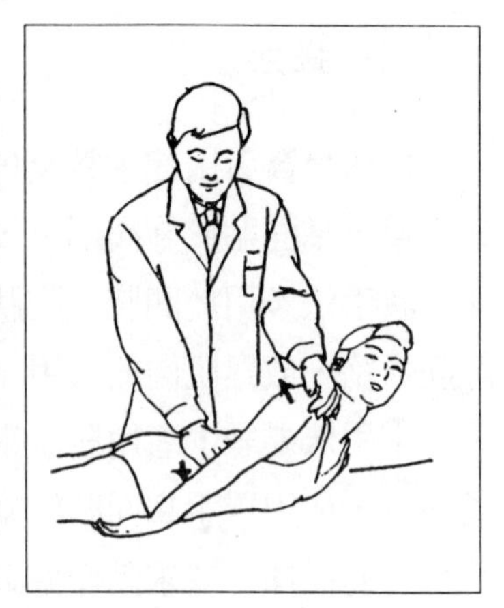

圖 1－27

操作前，首先要準確定位，根據病情確定好扳的幅度範圍，要在關節生理活動範圍內進行扳動，不能超出其生理範圍，防止發生意外。施治過程中，可聽到「喀喀」聲，表明手法成功。若手法準確，儘管未聞其聲，也算成功。切忌粗暴用力，損傷關節韌帶，造成新的損傷（圖 1－27）。

(十二) 牽法

牽法是醫者用單手或雙手緊握患肢遠端，一手托扶固定相應部位，向遠端做持續牽引拔伸的一種手法。常用於四肢、腰背以及頭頸部，具有解除黏連、滑利關節、緩解痙攣、疏通經絡之功效。根據部位和手法的不同，可分為肢體牽法、頸椎牽法和腰椎牽法。

1. 肢體牽法

【手法要領】患者取坐位。醫者用一手緊握患肢遠端，另一手托扶患肢近端相應部位，同時用力做反方向持續性牽引。醫者用力要由輕到重，切忌生拉硬拽（圖 1-28）。

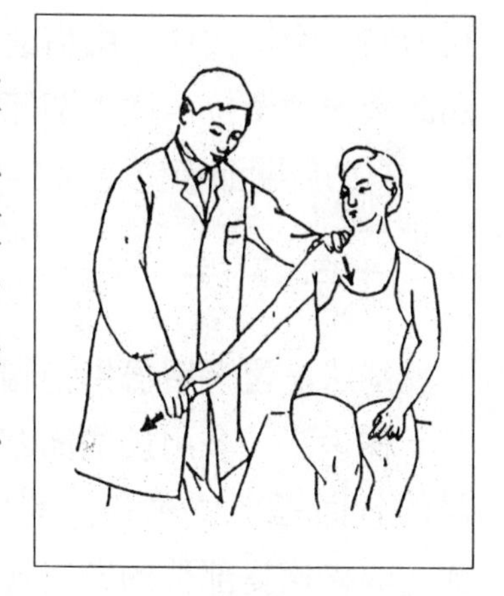

圖 1－28

2. 頸椎牽法

【手法要領】患者仰臥。醫者坐其頭部前方，一手墊托於受術者頸後枕部，另一手托其下頜部。醫者雙臂伸直，由腰部發力帶動上肢，向後牽拉拔伸。利用患者自身重量，增寬關節之間隙，解除對神經的擠壓。牽拉之力要均勻，由小到大要柔和，切忌暴力（圖 1- 29）。

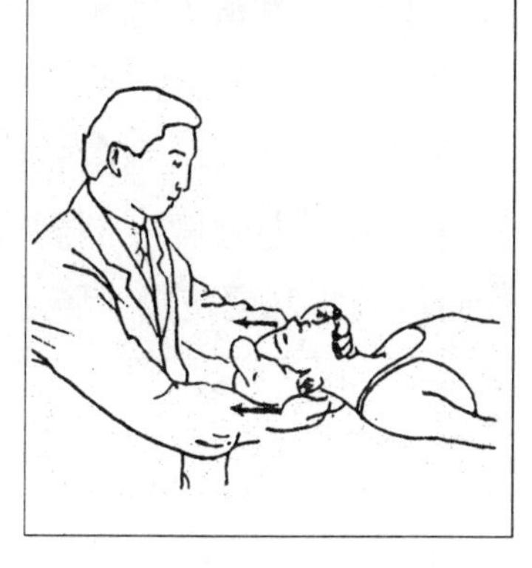

圖 1－29

3. 腰椎牽法

【手法要領】患者取俯臥位，令助手用雙手扶住其兩側腋下，起固定作用，也可患者自己手扶床的前緣。醫者雙手緊握患者雙小腿下端，囑患者全身放鬆，同時穩力向下牽拉拔伸，由借助外力，使肢體和脊柱的各關節做被動牽拉，增大關節間隙，解除壓迫，鬆解黏連，有助於關節復位（圖 1 - 30）。

(十三) 刮法

刮法是醫者用拇指指端或拇指側面刮剝皮下組織的一種手法，多用於關節韌帶、筋膜、肌腱表面和表淺的骨面等部位。有鬆解黏連、消除硬結、滑利關節、改善病變部位的營養代謝和促進其修復的作用。臨床常用於治療髕骨軟化等疾病。

【手法要領】施術時，醫者拇指緊壓皮膚，使指力透過皮膚達到黏連部位的組織。刮剝的方向可隨黏連情況而定。刮法刺激強度極大，患者多有明顯酸痛反應，故用力強度、刮剝次數須依患者情況而定，操作時應防止刮傷皮膚（圖 1 - 31）。

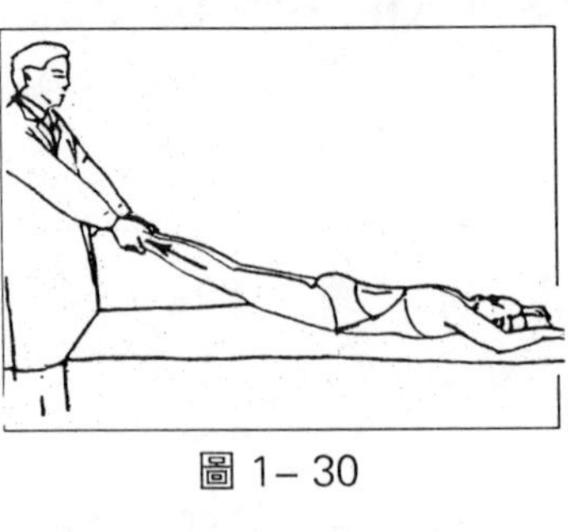

圖 1– 30

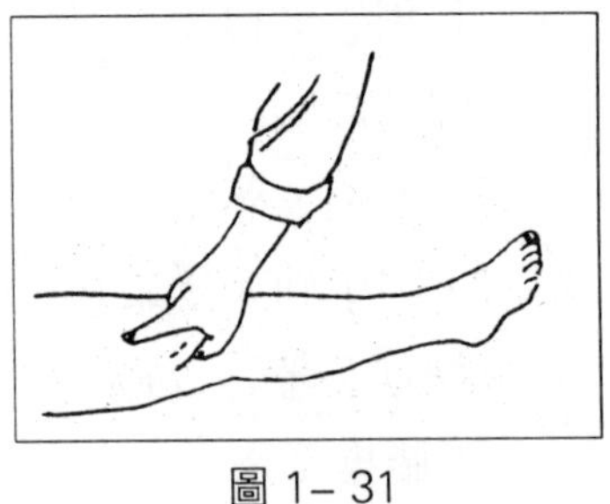

圖 1– 31

(十四) 抹法

所謂抹法是指醫者用手指或手掌平伏按於施術部

位後，以均衡的壓力抹向一邊的一種手法。該手法強度不大，作用也較柔和，深可及肌肉，淺則只及皮膚。可單手操作，也可雙手同時進行。根據部位的不同，大致可分為指抹、掌抹、理筋三種手法。

1. 指抹法

【手法要領】醫者用雙手拇指指面緊貼皮膚而抹，稱指抹法，多在前額處施用此法。如頭痛時用雙手拇指緊壓印堂穴，均衡持續用力，緩緩抹至前額，再轉而分抹至兩側太陽穴，繼而沿頭部兩側抹向風池穴或耳前諸穴（圖 1 - 32）。

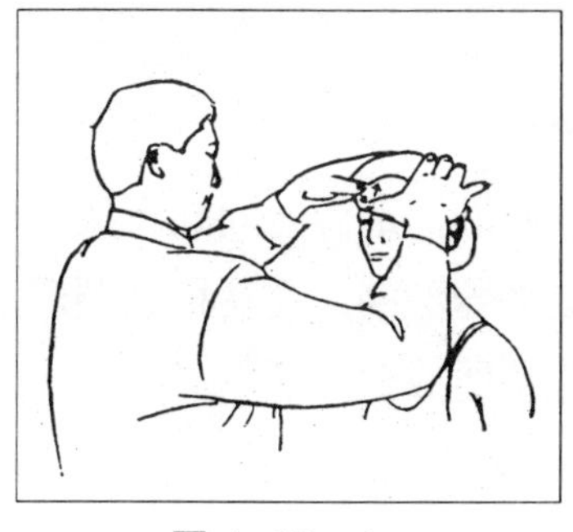

圖 1–32 <1>

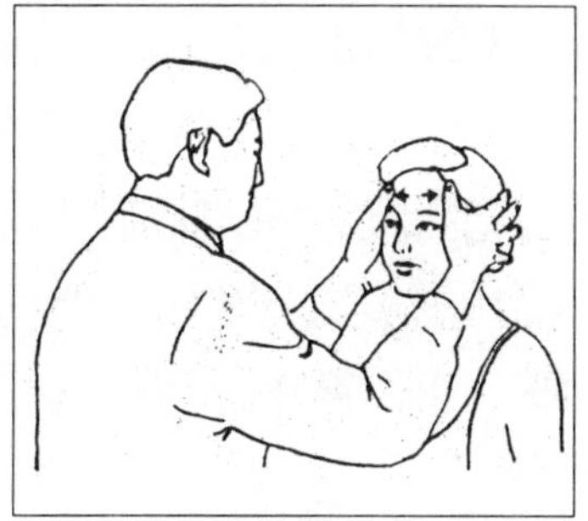

圖 1– 32 <2>

2. 掌抹法

【手法要領】該手法常用於肩背及腰臀，患者取俯臥位。醫者用掌根緊貼皮膚，壓住腰背正中脊柱兩側的骶棘肌，用均衡持續之力抹向兩側，用力較大，使其達及肌肉層，抹後患者肌肉鬆展，有較強的放鬆舒適感（圖 1 - 33）。

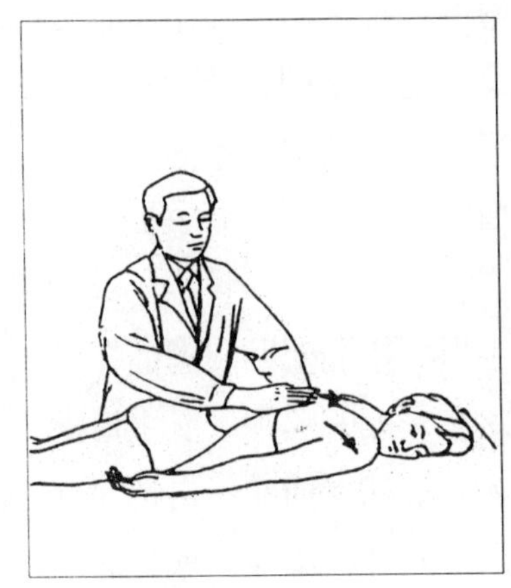

圖 1－33

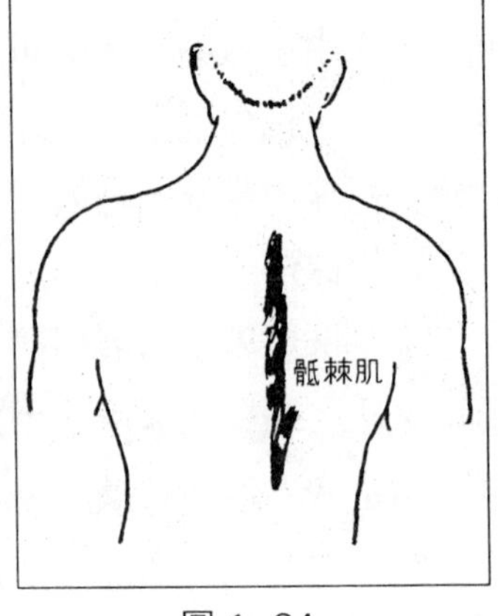

圖 1－34

3. 理筋法

【手法要領】患者多取俯臥位（也可坐位），醫者用拇指指腹緊壓骶棘肌肌腹，並沿其走行方向向下按壓繼而抹動。要求用力持續均衡而達深層，緩緩移動順理而抹，可反覆數遍，使軀幹理順而放鬆（圖 1－34）。

(十五) 抖法

所謂抖法，就是醫者用單手或雙手握住患者肢體遠端，使用柔力，均勻、連續、有節奏地上下或左右抖動肢體，使肢體隨抖動的力量呈波浪式起伏，使力量達到患肢的關節、肌肉，有舒展筋骨、滑利關節、解除疲勞的功效。

1. 抖上肢法

【手法要領】醫者用雙手握住患者上肢手腕，將其

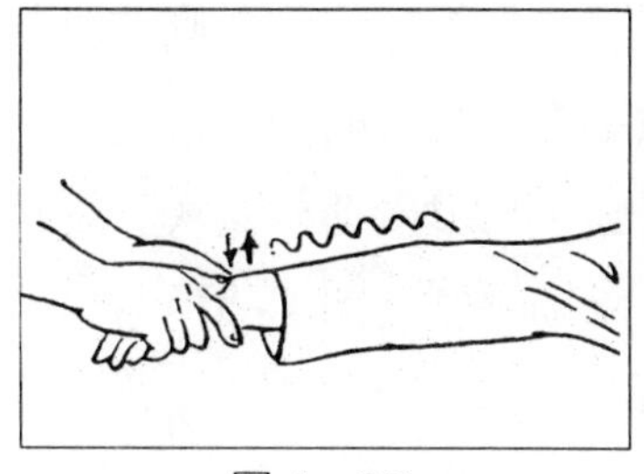

圖 1－35

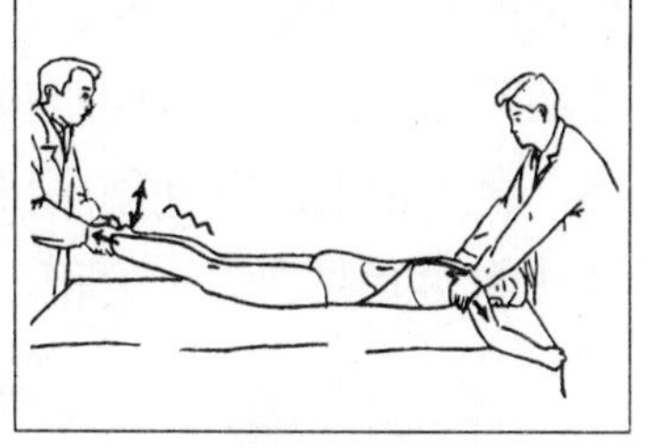

圖 1－36

牽引至自然伸直位之後，雙手同時發力，按上下或左右方向有節奏、小幅度地連續抖動（圖 1-35）。

2. 抖下肢法

【手法要領】患者取俯臥位（也可仰臥位），助手站其前方，扶按患者雙肩以固定體位。醫者立於足側，雙手分別抓握其雙踝部，在肢體充分放鬆的前提下，稍向遠端用力，做上下或左右的抖動（圖 1-36）。

抖動時應注意不要將抓握肢體的手抓得太重，也不要將抖動的肢體牽拉得過緊，抖動的幅度要小，節奏由慢而快，頻率適當，不可使用蠻力。

㈩六) 理法

理法是指醫者經由拇指與食指或其餘四指的對指、分指動作，進行整理疏導之法。多用於四肢、頸項等處，具有舒筋活血、溫陽通絡、安撫鎮定之功效。

【手法要領】醫者用單手拇指和食指的指腹，或拇指與其餘四指的掌側面，置於施術部位的兩側或沿肢體經絡循行部位，做與肌纖維方向垂直的挾持捋理，一鬆一緊，自上而下地循序移動，可反覆進行數次。要求理法的力度要均勻、柔和，頻率適度（圖 1 - 37）。

(十七) 拍法

拍法是醫者用掌或拳借腕部自然上下擺動之力，輕巧拍打患處體表的一種手法。適用於胸、肩背、腰臀以及四肢關節等處，其作用力較輕，具有行氣通絡、活血止痛、緩解痙攣、放鬆軀體之功效。

1. 掌拍法

【手法要領】醫者單手或雙手五指併攏，掌指關節與指間關節自然微屈，隨腕關節背伸、掌屈的上下擺動，用各指指腹及大小魚際肌作有節奏的輕巧而富有彈性的自然拍打，要求用力均勻，以局部輕度紅暈、患者感覺施治部位輕鬆舒適為宜（圖 1 - 38）。

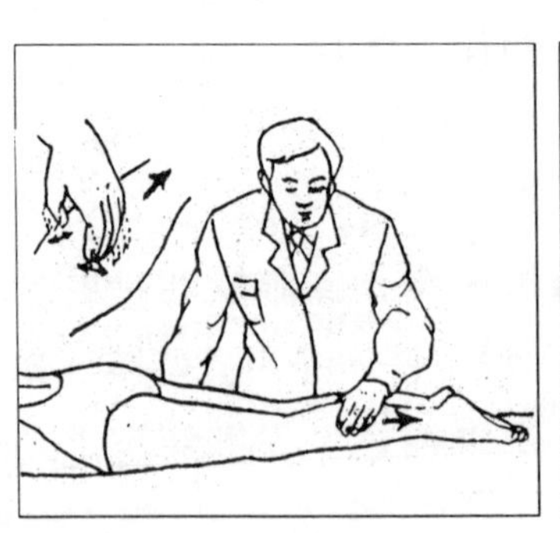

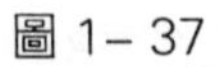

圖 1– 37

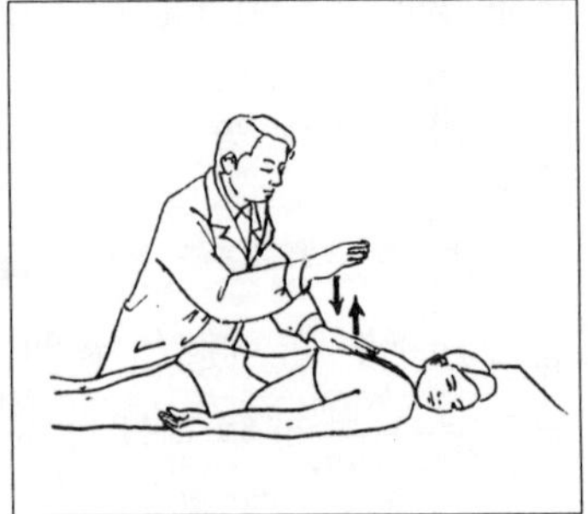

圖 1– 38

2. 拳拍法

【手法要領】醫者雙手呈半握拳狀，拳心向下，隨腕關節背伸、掌屈的上下擺動，稍加用力拍打患處，左右手交替連貫反覆進行，使力度達深層組織，至患者皮膚略發紅色為佳（圖 1 - 39）。

(十八) 捋法

所謂捋法，是指醫者用手指或掌指關節的掌側面，置於施治部位的體表，做快速而反覆滑搓的一種手法。具有舒筋通絡、行氣活血之功效。

1. 指捋法

【手法要領】指捋法多用於手指、足趾部位。醫者將食、中指略屈，夾住患肢相對應的兩側，行五指併攏之力，快速向肢體末端滑搓，以患者在施術部位有壓迫感為佳。要求用力均勻、連續（圖 1 - 40）。

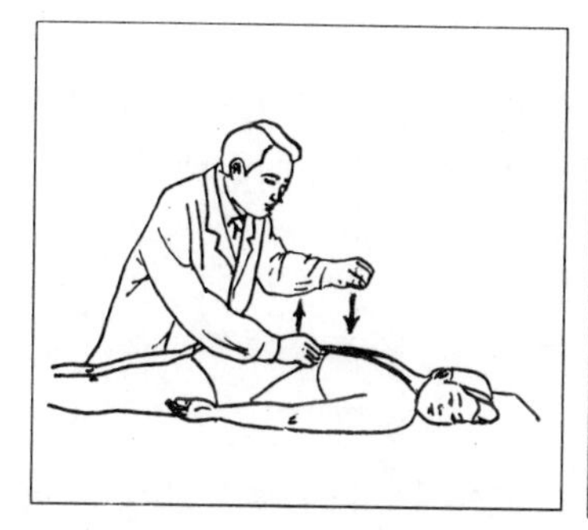

圖 1– 39

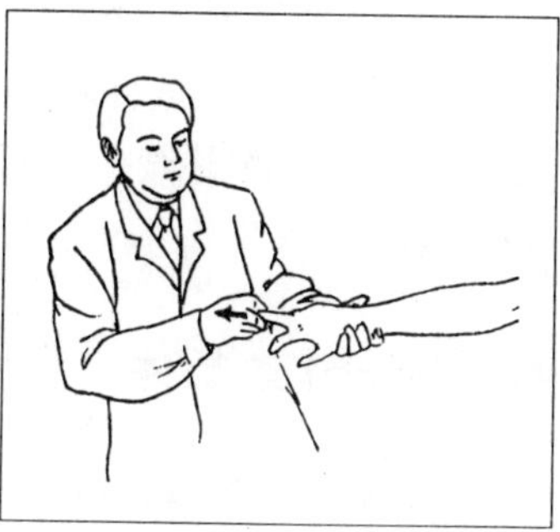

圖 1– 40

2. 掌捋法

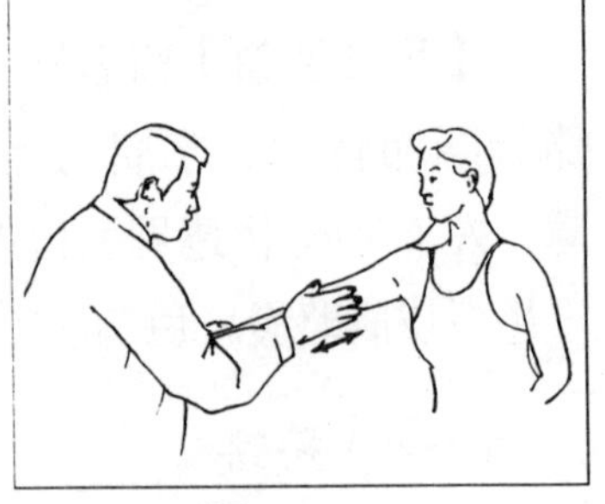
圖 1－41

【手法要領】醫者左手握住肢體遠端以固定體位，右手腕部略背伸，掌指關節微屈，五指稍分開，貼壓在施治部位上，做上下方向的快速往返捋動。要求力度和緩、連貫、用力均勻（圖1-41）。

(十九) 彈撥法

彈撥法是指醫者用指端按於肌腱、肌束或韌帶等部位上，適當用力下壓，同時做與肌纖維或肌腱等垂直方向的來回彈撥的一種手法。彈撥法多用於肩背部、頸項、跟腱等處，具有鬆解黏連、緩解痙攣、散淤止痛、舒筋活血等功效。

【手法要領】操作時，醫者常用一手握住肢體的一端，或扶住頸肩部位的一側，另一手拇指指腹點按施術部位深層組織，同時做橫向的來回撥動（圖1-42）。

(二十) 抱揉法

抱揉法是醫者用雙手掌面相對合抱施術部位，雙手交替均勻地用力揉動的一種手法。該方法柔和而入

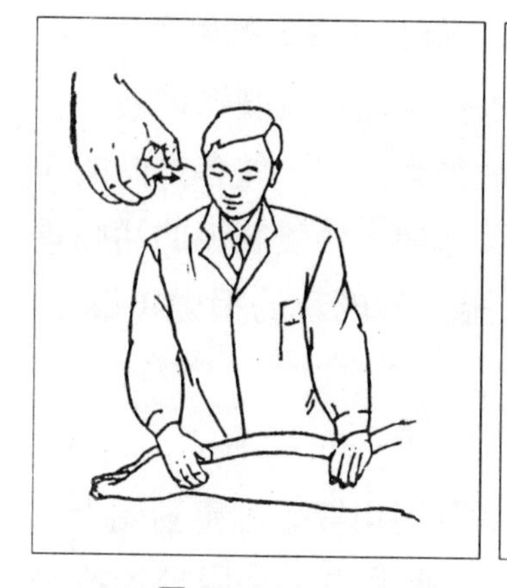

圖 1– 42 <1>

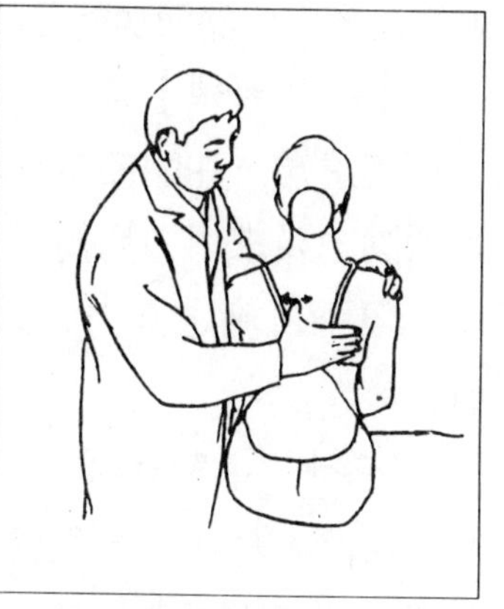

圖 1– 42 <2>

內，主要用於肩、腕、膝、踝等關節處。具有消腫止痛、舒絡活血、滑利關節等功效。

【手法要領】醫者雙手掌手指相對合抱施術部位，使施術部位成為一個整體，並以雙側掌心發力，交替做均勻柔和的揉動，使力廣泛地進入整個施術部位，整個動作要協調配合，用力均勻（圖 1 - 43）。

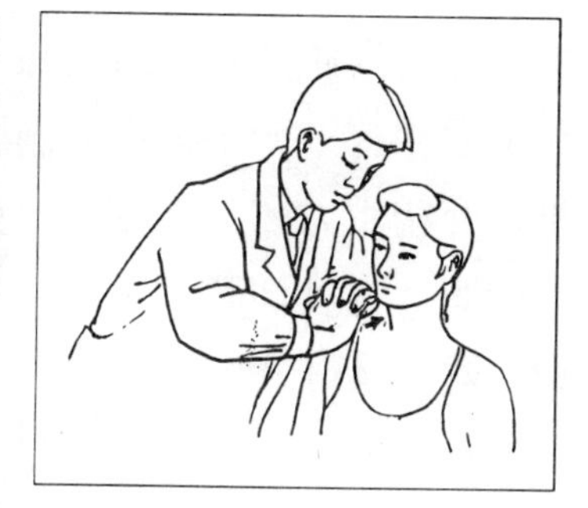

圖 1– 43

(二十一) 屈伸法

屈伸法是對活動受限的關節施以伸展或屈曲的一種被動運動手法。包括屈法與伸法，具有鬆解黏連、滑利關節、解除軟組織痙攣或關節組織嵌頓的作用，適用於各部位關節功能受限、僵直、疼痛的患者。

【手法要領】醫者一手托扶固定於關節近端，一手握其遠端，在關節生理活動範圍內，做各方向的屈伸活動。要求用力均衡，徐徐加大病變關節的活動幅度，但不可施之暴力，以避免形成新的損傷（圖1-44）。

(二十二)對拉法

所謂對拉法，是指醫者分別用雙手固定對側上下肢體，做交錯方向牽拉的一種手法。常用於治療腰背、腰骶、脊柱等部位的疾患，具有糾正關節錯位、解除黏連、滑利關節、放鬆肌肉、解除疲勞之功效。

【手法要領】患者取仰臥位，單側上肢伸直置於胸腹部，對側下肢屈髖屈膝。醫者立於旁側，一手與患者手相握，一手按推對側屈膝部位，行相反方向的推拉交錯用力。一側完畢，更換另一側。要求做到用力同時，力度均等，不可粗暴牽拉，以防造成新的損傷（圖1-45）。

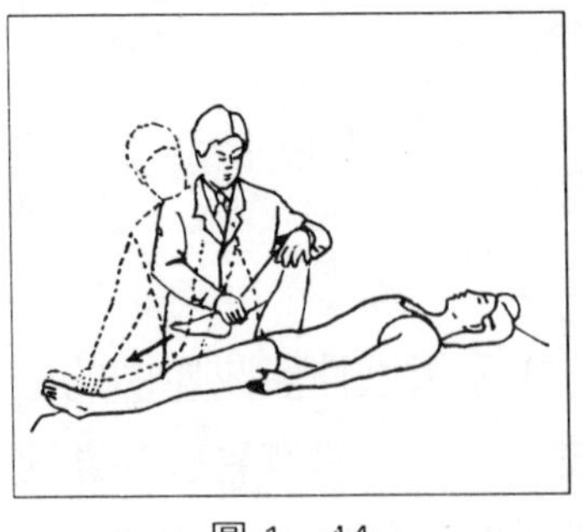

圖 1－44

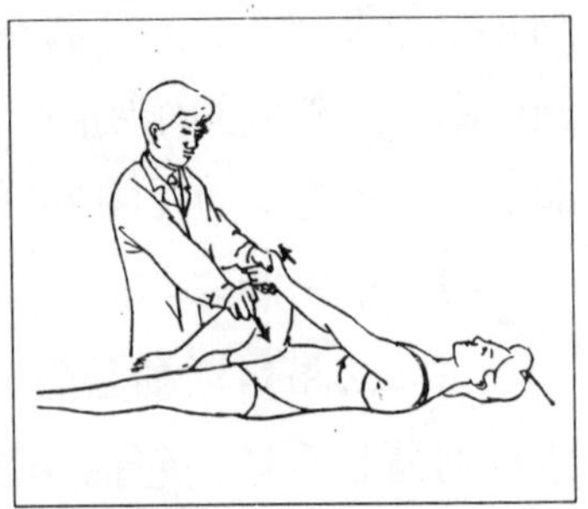

圖 1－45

(二十三) 旋轉法

旋轉法是指醫者用雙手對施治部位行相反交錯用力，被動旋轉病變部位的一種手法。具有糾正關節的細微錯位、解除黏連之功效，是治療頸肩、腰背及四肢關節病變的有效方法之一。

【手法要領】患者取坐位，雙臂自然下垂，腰部放鬆。助手面對患者而立，雙手按患者膝關節上方以固定體位。醫者坐於患者背側，一手從腋下繞過肩前按於頸後，使頭部略前屈，另一手托扶於患者腰部，並以其為支點，緩慢輕柔地旋轉腰部，幅度從小到大，循序漸進，使腰部肌肉得到最大幅度伸展。

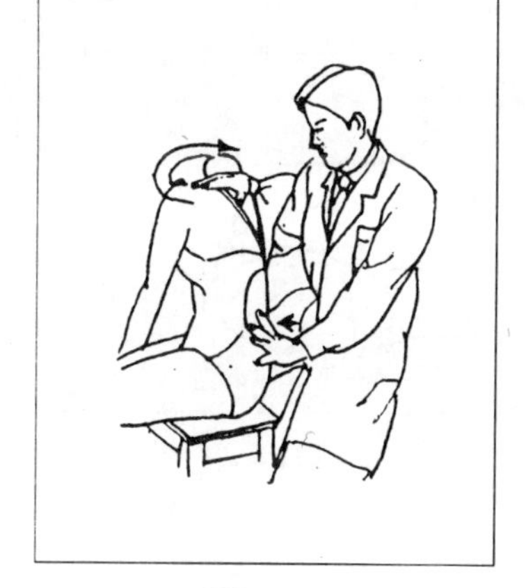

圖 1－46

使用該手法絕不可操之過急，避免超出其生理活動範圍，造成新的損傷（圖 1－46）。

(二十四) 推歸法

推歸法是一綜合性手法，醫者用雙手合握施術關節，並用雙側拇指和大魚際做捋、拔、牽動作，然後做推、擠、按之手法，使腕關節復位。

【手法要領】醫者先用雙手挾持住施術關節，並用大魚際與拇指指腹反覆由內向外，向兩側做捋、抹的手法，使局部放鬆，繼之邊捋抹邊做拔牽之手法，將腕關節牽開至最大位置，再用向近心端推、擠、按的手法使腕關節回復原位。

此後，再做腕關節功能位的活動。要求雙手配合協調，前後手法連貫，做到穩、緩、柔、準（圖1-47、48）。

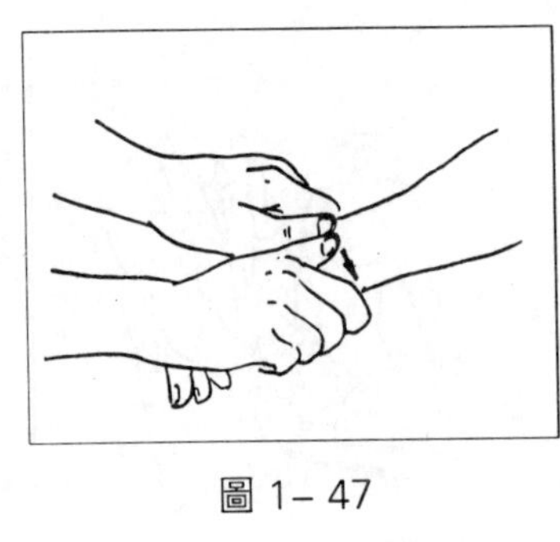
圖1-47

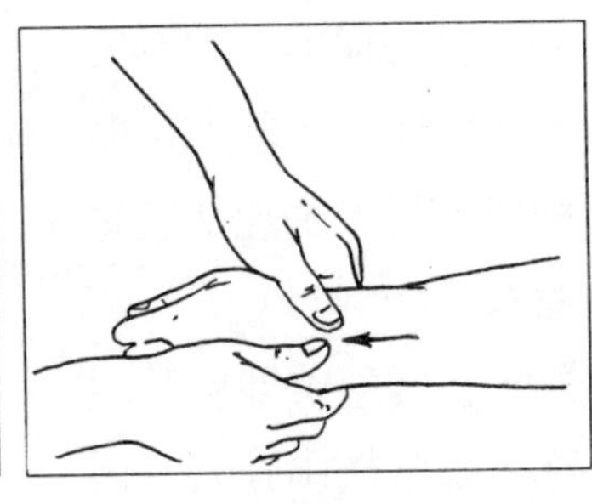
圖1-48

(二十五) 捏脊法

捏脊法是指醫者用雙手拇指指腹與食指中節的橈側面，在皮膚表面循序捏拿捻動之手法。具有調和陰陽、養陰清熱、調理臟腑、祛滯消積之功效。係小兒推拿常用手法之一。

【手法要領】患者俯臥。醫者立於旁側，用雙手食指中節橈側向前下方推按，同時雙手拇指捏拿起皮膚，從下腰部沿後正中線向頭頸部徐徐捏拿上移，邊捏邊放邊上提至大椎穴處，一般反覆3～5次。要求著力輕柔、均勻、靈活、連貫，使患者易於接受。

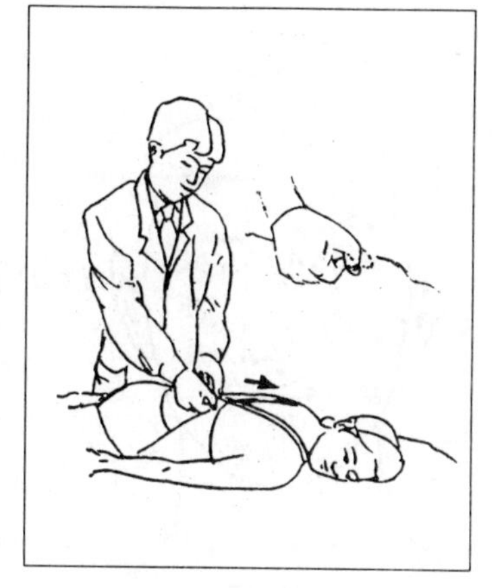

圖 1－49

該方法也可醫者雙手手心向下，輕放於施術部位，以食指、拇指的對指動作捏拿起皮膚，完成捏脊動作（圖1-49）。

三、推拿的常用穴位

身體上的穴位有幾百個，但常用穴位並不多。在臨床實踐中，常用穴位只有一百多個，而其中使用頻率最高的穴位只有五、六十個，現分別介紹如下：

㈠ 頭面部常用穴位（1－50）

1. 百會（督脈）

部位：頭頂正中線與兩耳尖連線之交點。

主治：頭痛、目眩、耳鳴、耳聾、鼻塞、中風、高血壓、失眠、神經衰弱、子宮脫垂等。

手法：點按、推、壓法等。

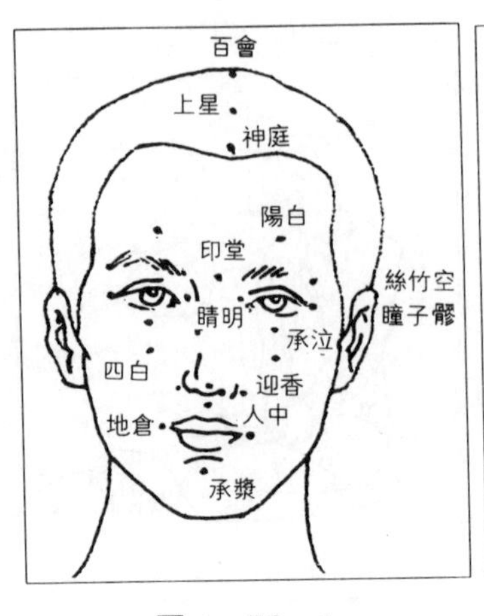

圖 1－50 <1>

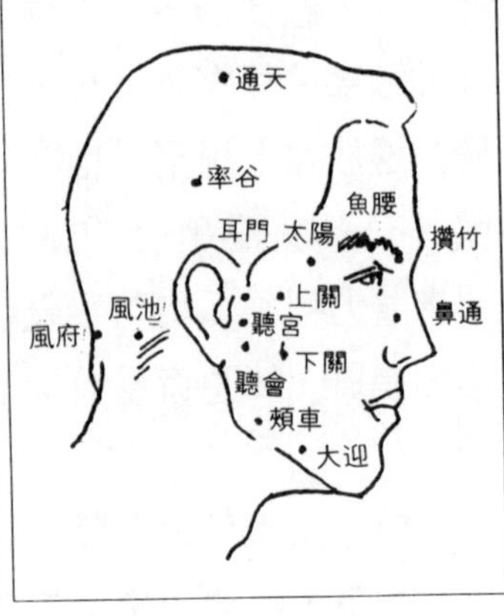

圖 1－50 <2>

2. 上星（督脈）

部位：頭頂正中線，前髮際往後 1 寸處。

主治：頭痛、眼痛、鼻炎、鼻塞、鼻出血等。

手法：點按、推法等。

3. 神庭（督脈）

部位：頭正中線，前髮際往後 0.5 寸處。

主治：頭痛、眩暈、鼻炎、精神疾患等。

手法：點按、揉、推法等。

4. 太陽（經外奇穴）

部位：眉梢與外眼角中間，向後約 1 寸凹陷處。

主治：頭痛、感冒、眼疾、耳疾、面癱等。

手法：點按、揉法等。

5. 印堂（經外奇穴）

部位：兩眉連線之中點。

主治：頭痛頭暈、失眠健忘、感冒、鼻炎、高血壓等。

手法：點按、壓、揉、推法等。

6. 陽白（足少陽膽經）

部位：眼平視，直對瞳孔、眉上1寸處。

主治：眼疾、面神經痛、面癱、眼瞼下垂。

手法：點按、揉、壓法等。

7. 絲竹空（手少陽三焦經）

部位：眉梢外側端凹陷處。

主治：近視、眼疾、偏頭痛、面癱等。

手法：點按、揉、振顫法等。

8. 攢竹（足太陽膀胱經）

部位：眉頭內側凹陷處。

主治：目赤腫痛、流淚、近視、頭痛等。

手法：點按、壓法等。

9. 魚腰（經外奇穴）

部位：眼平視，瞳孔直上眉中心凹陷處。

主治：眼疾、面癱等。

手法：點按、壓、揉法等。

10. 睛明（足太陽膀胱經）

部位：閉目，在目內眦角上0.1寸處。

主治：各種眼疾、面神經麻痺等。

手法：點按、揉法等。

11. 瞳子髎（足少陽膽經）

部位：眼外眦角外側約0.5寸處。

主治：頭痛、各種眼疾。

手法：點按、揉法等。

12. 承泣（足陽明胃經）

部位：眼平視，瞳孔直下，下眼眶邊緣上。

主治：各種眼疾。

手法：點按、輕揉法。

13. 四白（足陽明胃經）

部位：眼平視，瞳孔直下1寸，當眶下孔處。

主治：眼疾、面癱、三叉神經痛等。

手法：點按、壓揉、振顫法等。

14. 鼻通（經外奇穴）

部位：鼻骨下凹陷中，鼻唇溝上端。

主治：過敏性鼻炎、肥大性鼻炎、萎縮性鼻炎等。

手法：點按、壓法等。

15. 素髎（督脈）

部位：鼻尖端正中。

主治：鼻炎、鼻出血、休克、低血壓、心動過緩等。

手法：點按、捏法。

16. 迎香（手陽明大腸經）

部位：鼻翼外緣旁開0.5寸，鼻唇溝中取之。

主治：鼻炎、面神經麻痺等。

手法：點按、揉、振顫法等。

17. 人中（督脈）

部位：人中溝中、上1/3交界處。

主治：中暑、昏迷、休克、癔病、癲癇、暈車暈船、口眼歪斜等。

手法：點按、壓、掐法等。

18. 地倉（足陽明胃經）

部位：口角外側旁開0.4寸處。

主治：三叉神經痛、面癱等。

手法：點按、壓、揉法等。

19. 承漿（任脈）

部位：在下頜正中線，下唇緣下方，頦唇溝中央凹陷處。

主治：牙痛、牙關緊閉、面神經痲痺。

手法：點按、揉、壓法等。

20. 通天（足太陽膀胱經）

部位：頭正中線人髮際 4 寸再旁開 1.5 寸處。

主治：頭痛目眩、鼻塞、慢性鼻炎等。

手法：點按、壓、揉、推法等。

21. 率谷（足少陽膽經）

部位：耳尖直上入髮際 1.5 寸處。

主治：偏頭痛、眼疾、眩暈等。

手法：推、點按、揉法等。

22. 耳門（手少陽三焦經）

部位：耳屏上切跡前，張口呈現凹陷處。

主治：耳鳴、耳聾、中耳炎、牙痛等。

手法：點按、壓、揉法等。

23. 聽宮（手太陽小腸經）

部位：張口時，耳屏正中，前凹陷處。

主治：耳疾、聾啞。

手法：點按、壓、揉等。

24. 聽會（足少陽膽經）

部位：聽宮穴下方，耳屏間切跡前凹陷處。

主治：耳疾、聾啞、牙痛、面癱等。

手法：點、按、壓、揉法等。

25. 上關（足少陽膽經）

部位：顴弓上緣，下關直上，開口有空處。

主治：耳鳴耳聾、中耳炎、牙痛、牙關緊閉、面癱等。

手法：點按、揉法。

26. 下關（足陽明胃經）

部位：閉口、顴弓與下頜切跡所形成的凹陷處。

主治：牙痛、耳鳴、耳聾、口眼歪斜等。

手法：點按、揉、振顫法。

27. 頰車（足陽明胃經）

部位：在下頜角前上方，用力咬牙時，咬肌隆起處。

主治：牙痛、腮腺炎、咬肌痙攣、面癱等。

手法：點按、壓、揉法。

28. 大迎（足陽明胃經）

部位：頰車穴前約1.3寸，閉口鼓腮，當下頜骨邊緣出現一溝形處。

主治：腮腺炎、牙痛、牙關緊閉、面癱等。

手法：點按、壓法。

29. 風池（足少陽膽經）

部位：頸後，枕骨粗隆直下，大筋外側凹陷處。

主治：感冒、頭暈頭痛、耳鳴耳聾、眼疾、鼻炎、高血壓、偏癱等。

手法：點、按、壓、揉、振顫法等。

30. 風府（督脈）

部位：後髮際正中上1寸處。

主治：頭痛、感冒、咽喉腫痛、眩暈、四肢麻木、頸項痛等。

手法：點按、壓揉、擦、捂法等。

(二) 胸、腹部常用穴位（圖1－51）

1. 天突（任脈）

部位：前正中線、胸骨上窩正中凹陷處。

主治：哮喘、支氣管炎、咽喉炎等。

手法：點按、壓、揉法等。

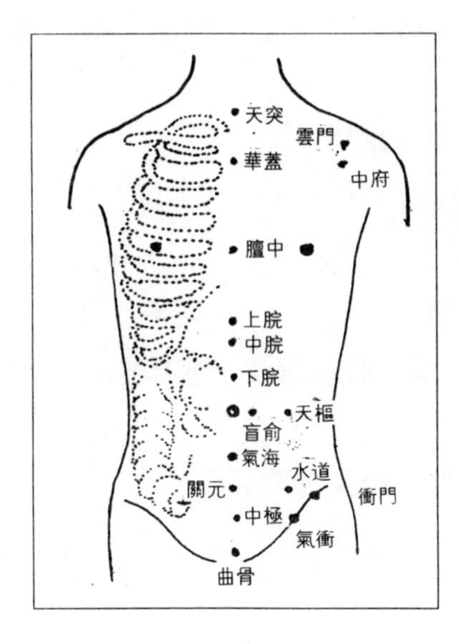

圖 1－51

2. 華蓋（任脈）

部位：前正中線，胸骨柄與胸骨體交界處，天突下2寸。

主治：支氣管哮喘、支氣管炎。

手法：點按、揉、推法。

3. 膻中（任脈）

部位：前正中線，兩乳頭中間。

主治：支氣管哮喘、支氣管炎、胸痛胸悶、憋氣、乳腺炎、乳汁過少、肋間神經痛。

手法：點按、揉、輕拍法等。

4. 上脘（任脈）

部位：前正中線，臍上5寸處。

主治：胃炎、胃痙攣、潰瘍病等。

手法：點按、揉、摩、推法等。

5. 中脘（任脈）

部位：前正中線，臍上4寸。

主治：胃炎、胃潰瘍、胃下垂、胃痛、嘔吐腹瀉、便秘、消化不良等。

手法：點按、揉、摩、推法等。

6. 下脘（任脈）

部位：前正中線，臍上2寸。

主治：胃痛、胃下垂、腹痛腹瀉、腹脹嘔吐、消化不良等。

手法：點按、揉、摩、推及振顫等法。

7. 神闕（任脈）

部位：臍窩正中。

主治：慢性腸炎、中風、中暑、腹脹、腹痛、腸黏連等。

手法：點按、摩、揉法等。

8. 氣海（任脈）

部位：前正中線，臍下1.5寸處。

主治：神經衰弱、腹脹腹痛、月經不調、遺精、陽痿。

手法：點按、推、摩、振顫法等。

9. 關元（任脈）

部位：前正中線，臍下3寸處。

主治：腹痛、腹瀉、腎炎、尿路感染、痛經、月經不調、白帶增多、盆腔炎、遺精陽痿、子宮脫垂、前列腺炎等。

手法：點按、推、揉、振顫法。

10. 中極（任脈）

部位：前正中線，臍下4寸。

主治：遺尿、遺精、陽痿、早洩、痛經、月經不調、白帶過多、婦女不孕、盆腔炎、尿路感染、腎炎等。

手法：點按、振顫、揉等法。

11. 曲骨（任脈）

部位：前正中線，臍下5寸，位恥骨聯合上方。

主治：月經不調、子宮脫垂、膀胱炎、遺精陽痿、遺尿等。

12. 天樞（足陽明胃經）

部位：臍中旁開2寸處。

主治：腸炎、腹痛、子宮內膜炎、月經不調、便秘等。

手法：點按、推、振顫法。

13. 水道（足陽明胃經）

部位：關元穴旁開 2 寸處。
主治：腎炎，膀胱炎、小便不通等。
手法：點按、揉、推法等。

14. 氣衝（足陽明胃經）

部位：臍下 5 寸，曲骨穴旁開 2 寸。
主治：男女生殖系統疾病。
手法：點按、揉法等。

15. 衝門（足太陰脾經）

部位：恥骨聯合上緣，曲骨旁開 3.5 寸處。
主治：子宮內膜炎、遺尿、睾丸炎等。
手法：點按、揉法等。

16. 中府（手太陰肺經）

部位：在鎖骨外端下約 1 寸，距胸骨正中線 6 寸處。
主治：支氣管炎、肺炎、哮喘、肺結核等。
手法：點按、揉、拍法等。

17. 雲門（手太陰肺經）

部位：鎖骨下緣，距胸骨正中線 6 寸處。
主治：咳嗽、胸痛、胸悶、哮喘、肩周炎等。
手法：點按、揉、拍法等。

(三) 腰、背部常用穴位（圖 1－52）

1. 天宗（手太陽小腸經）

部位：肩胛岡下窩中央。

主治：肩、背、臂、肘、疼痛。

手法：點按、揉、拍法等。

2. 肩井（足少陽膽經）

部位：大椎與肩峰連線之中點。

主治：肩背痛、中風偏癱、乳腺炎、功能性子宮出血等。

手法：點按、捏揉、拿法等。

3. 肩外俞（手太陽小腸經）

部位：第一胸椎棘突下旁開 3 寸。

主治：肩胛痛、落枕。

手法：點按、揉法等。

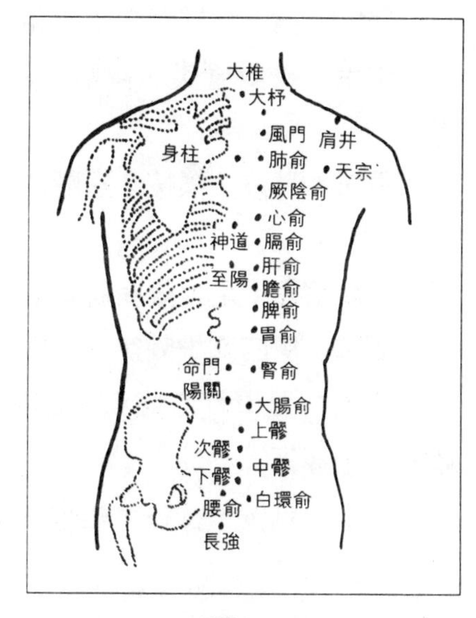

圖 1－52

4. 大杼（足太陽膀胱經）

部位：第一胸椎棘突下旁開 1.5 寸處。

主治：支氣管炎、肺炎、肩背痛、肢體麻木。

手法：點按、揉、拿法等。

5. 風門（足太陽膀胱經）

部位：第二胸椎棘突下旁開 1.5 寸處。

主治：感冒、支氣管炎、肺炎、哮喘、咳嗽、鼻塞、頭痛等。

手法：點按、揉、推法等。

6. 肺俞（足太陽膀胱經）

部位：第三胸椎棘突下旁開 1.5 寸處。

主治：支氣管炎、哮喘、肺炎、肺結核、胸膜炎等。

手法：點按、揉按、振顫法等。

7. 厥陰俞（足太陽膀胱經）

部位：第四胸椎棘突下旁開 1.5 寸處。

主治：風濕性心臟病、神經衰弱、肋間神經痛、咳嗽、牙痛等。

手法：點按、揉按、振顫法等。

8. 心俞（足太陽膀胱經）

部位：第五胸椎棘突下旁開1.5寸處。

主治：神經衰弱、肋間神經痛、心胸煩悶、心動過速、風濕性心臟病。

手法：點按、揉法等。

9. 膈俞（足太陽膀胱經）

部位：第七胸椎棘突下旁開1.5寸處。

主治：貧血、慢性出血性疾患、神經性嘔吐呃逆等。

手法：點按、推、揉法等。

10. 肝俞（足太陽膀胱經）

部位：第九胸椎棘突下旁開1.5寸處。

主治：肝炎、眼病、胃痛、肋間神經痛、神經衰弱、月經不調等。

手法：點按、揉、推、振顫法等。

11. 膽俞（足太陽膀胱經）

部位：第十胸椎棘突下旁開1.5寸處。

主治：肝、膽疾患，腹脹，胃炎，膽道蛔蟲症，胸肋痛等。

手法：點按、推、揉法等。

12. 脾俞（足太陽膀胱經）

部位：第十一胸椎棘突下旁開1.5寸處。

主治：胃腸炎、肝炎、潰瘍病、浮腫、神經性嘔吐等。

手法：點按、揉、推法等。

13. 胃俞（足太陽膀胱經）

部位：第十二胸椎棘突下旁開1.5寸處。

主治：胃炎、胃痛、胃潰瘍、食慾不佳、失眠等。

手法：點按、推揉、振顫法等。

14. 三焦俞（足太陽膀胱經）

部位：第一腰椎棘突下旁開1.5寸處。

主治：腸胃疾患、胃炎、遺尿、腰痛、神經衰弱等。

手法：點按、揉、推法等。

15. 腎俞（足太陽膀胱經）

部位：第二腰椎棘突下旁開1.5寸處。

主治：各種腎疾、腰痛、遺尿、遺精、陽痿、月經不調、耳鳴耳聾等。

手法：點按、推揉、振顫法。

16. 氣海俞（足太陽膀胱經）

部位：第三腰椎棘突下旁開 1.5 寸處。

主治：腰脊痛、痔瘡、下肢癱瘓、婦疾等。

手法：點按、揉法等。

17. 大腸俞（足太陽膀胱經）

部位：第四腰椎棘突下旁開 1.5 寸處。

主治：腰扭傷、腰背勞損、腸炎、痢疾等。

手法：點按、揉法等。

18. 白環俞（足太陽膀胱經）

部位：第四骶椎棘突下旁開 1.5 寸處。

主治：坐骨神經痛、腰骶痛、婦疾、小兒痲痺後遺症等。

手法：點按、揉、推法等。

19. 八髎（足太陽膀胱經）

部位：八髎穴從上至下分別叫做上髎、次髎、中髎、下髎。分別位於第 1～4骶後孔中。

主治：腰骶關節痛、坐骨神經痛、婦疾、下肢癱瘓、小兒痲痺後遺症。

手法：點按、推揉、擦法等。

20. 大椎（督脈）

部位：第七頸椎棘突下。

主治：感冒、發燒、咳嗽氣喘、支氣管炎、癱瘓、肩背勞損等。

手法：點揉、按、推法等。

21. 身柱（督脈）

部位：第三胸椎棘突下。

主治：支氣管炎、肺炎、哮喘、肺結核、腰背痛。

手法：點按、揉法等。

22. 神道（督脈）

部位：第五胸椎棘突下。

主治：熱症、身熱頭痛、癲癇、心臟病、肋間神經痛等。

手法：點按、揉法等。

23. 至陽（督脈）

部位：第七胸椎棘突下。

主治：肝炎、胸膜炎、支氣管炎、哮喘、腰背痛等。

手法：點按、揉法。

24. 命門（督脈）

部位：第二腰椎棘突下。

主治：腰扭傷、腰背勞損、婦疾、遺尿、遺精、陽痿、坐骨神經痛、下肢癱瘓。

手法：點按、推揉、振顫法。

25. 陽關（督脈）

部位：第四腰椎棘突下。

主治：腰骶勞損、下肢癱瘓、坐骨神經痛、婦疾、遺精、陽痿等。

手法：點按、揉法等。

26. 腰俞（督脈）

部位：當骶骨裂孔中。

主治：月經不調、痔瘡、下肢痲痺等。

手法：點按、揉法等。

27. 長強(督脈)

部位：位尾骨端與肛門之間。

主治：痔瘡、脫肛、腹瀉、陽痿、遺精等。

手法：揉、點按法。

(四)上肢常用穴位(圖 1－53)

1. 肩髃(手陽明大腸經)

部位:三角肌上部中點,肩峰與肱骨大結節之間,肩平舉時,呈凹陷處。

主治:肩周炎、肩部勞損、偏癱、高血壓。

手法:點按、揉、拍法等。

2. 肩髎(手少陽三焦經)

部位:肩峰突起後端下方凹陷處。

主治:肩周炎、肩部勞損、偏癱。

手法:點按、揉、拍、振顫法。

3. 肩貞(手太陽小腸經)

部位:在肩後,腋後皺襞上 1 寸處。

主治:肩胛痛、上肢癱瘓、肩關節及軟組織疾患。

手法:點按、揉、振顫、拍法。

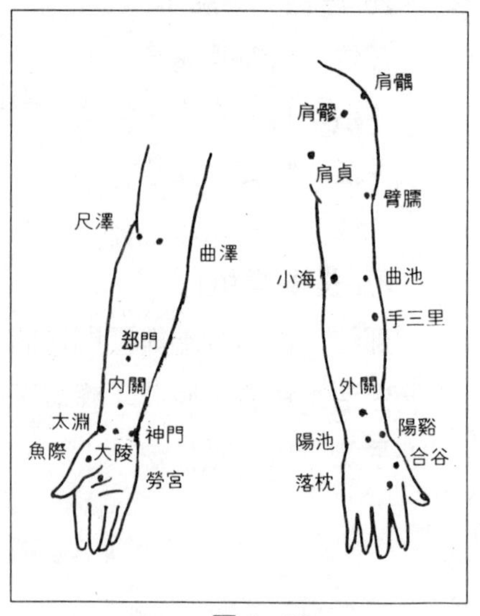

圖 1–53

4. 極泉（手少陰心經）

部位：腋窩正中，腋動脈內側。

主治：心痛、胸脅痛、肩關節炎、上肢麻痺。

手法：點按、壓、揉法等。

5. 臂臑（手陽明大腸經）

部位：垂臂，在肘上7寸於三角肌下端後緣。

主治：肩臂痛、上肢癱瘓。

手法：點按、揉按、捏、拍法等。

6. 曲池（手陽明大腸經）

部位：屈肘時，在橈側肘橫紋頭至肱骨外上髁之中點處。

主治：上肢關節痛、偏癱、高血壓等。

手法：點按、揉、振顫法。

7. 小海（手太陽小腸經）

部位：屈肘，在尺骨鷹嘴與肱骨內上髁之間尺神經溝處。

主治：尺神經痛、肩部勞損、精神分裂症。

手法：點按法。

8. 手三里（手陽明大腸經）

部位：曲池穴下2寸處。

主治：肩臂痛、上肢痲痺、腹痛腹瀉、消化不良等。

手法：點按、揉、推法。

9. 外關（手少陽三焦經）

部位：腕背橫紋直上2寸，兩骨之間。

主治：上肢關節痛、腮腺炎、落枕等。

手法：點按、推、揉法等。

10. 陽谿（手陽明大腸經）

部位：拇指上翹時，在伸拇長、短二肌腱之間凹陷中。

主治：腕關節及周圍軟組織損傷、目疾、頭痛、牙痛、耳鳴、小兒消化不良等。

手法：點按、揉、推法等。

11. 陽池（手少陽三焦經）

部位：在手腕背部橫紋中央，伸指總肌腱尺側緣。

主治：腕關節及周圍軟組織疾患、感冒等。

手法：點按、揉、推法。

12. 合谷（手陽明大腸經）

部位：拇、食指伸張時，第一二掌骨之中間，稍偏向食指處。

主治：感冒、五官科疾病、面神經麻痺、偏癱、神經衰弱等。

手法：點按、揉、振顫法。

13. 落枕（經外奇穴）

部位：手背第二三掌骨之間，掌指關節後約0.5寸處。

主治：落枕、偏頭痛、胃痛、咽喉痛等。

手法：點按、揉法等。

14. 尺澤（手太陰肺經）

部位：仰掌，肘微屈，在肘窩橫紋上，肱二頭肌腱外側處。

主治：肺炎、支氣管炎、胸膜炎、咽候炎。

手法：點按、揉法。

15. 曲澤（手厥陰心包經）

部位：肘橫紋上，肱二頭肌腱的尺側。

主治：急性腸胃炎、風心病、心肌炎、支氣管炎等。

手法：點按、揉、振顫法。

16. 郄門（手厥陰心包經）

部位：腕橫紋直上5寸，兩筋之間。

主治：風心病、心肌炎、心絞痛、胸膜炎。

手法：點按、揉、振顫法。

17. 內關（手厥陰心包經）

部位：腕橫紋直上2寸，兩筋之間。

主治：風心病、心絞痛、嘔吐、胃痛、腹痛、脾胃不和、胸壁及肋間神經痛。

手法：點按、揉按法等。

18. 大陵（手厥陰心包經）

部位：仰掌，腕關節橫紋正中，兩筋之間。

主治：心肌炎、肋間神經痛、扁桃體炎。腕關節及周圍軟組織損傷。

手法：點按、揉、推法等。

19. 勞宮（手厥陰心包經）

部位：掌中央、第二三掌骨之間，當屈指握拳時，中指指尖所點處。

主治：中風昏迷、中暑、心絞痛、口腔炎、手掌多汗症、手指麻木等。

20. 太淵（手太陰肺經）

部位：仰掌，腕橫紋之橈側凹陷處。

主治：呼吸系統疾患、頭痛、牙痛、腕關節及周圍軟組織疾患。

手法：點按、揉法等。

21. 魚際（手太陰肺經）

部位：仰掌，第一掌骨中點之橈側，赤白肉際處。

主治：咽喉痛、扁桃體炎、哮喘、咳嗽。

手法：點按、揉、推法等。

22. 神門（手太陰肺經）

部位：仰掌，腕橫紋尺側端凹陷處。

主治：神經衰弱、健忘、失眠、多夢、心臟病等。

手法：點按、揉法等。

(五) 下肢常用穴位（圖 1－54）

1. 環跳（足少陽膽經）

部位：股骨大轉子後下方兩橫指，尾骨尖上 2 寸與股骨大轉子連線的中、外 1／3 交界處。

主治：坐骨神經痛、下肢麻痺、腰腿痛、偏癱等。

手法：點按、推揉、擦、振顫、拍法等。

2. 承扶（足太陽膀胱經）

部位：大腿後側，臀橫紋正中。

主治：坐骨神經痛、偏癱、腰背痛、腿痛、便秘等。

手法：點按、推揉等。

3. 殷門（足太陽膀胱經）

部位：承扶穴下6寸。

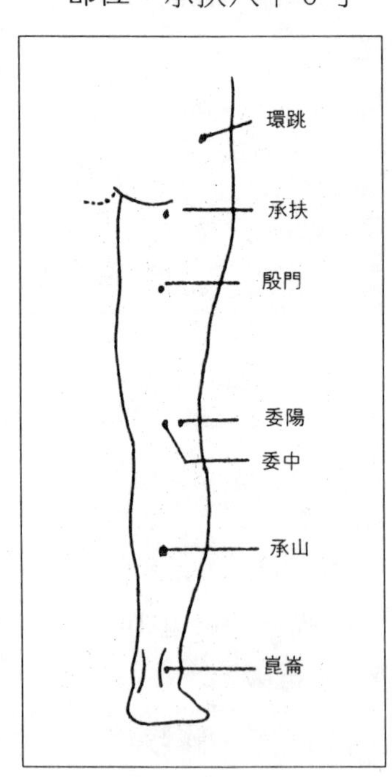

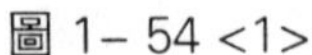
圖 1－54 <1>

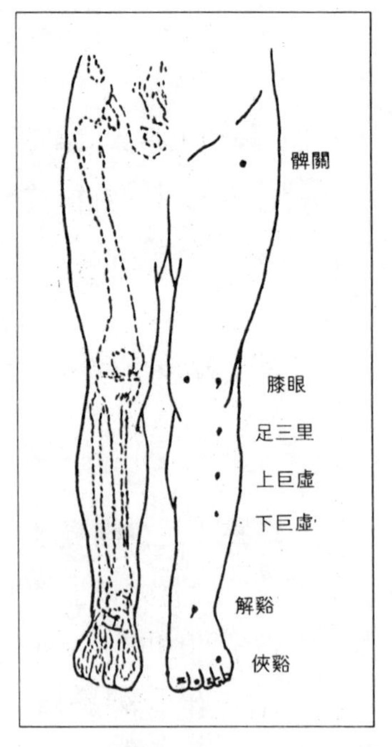

圖 1－54 <2>

主治：坐骨神經痛、偏癱、腰背痛、下肢麻痺等。

手法：點按、推揉、提拿、擦法等。

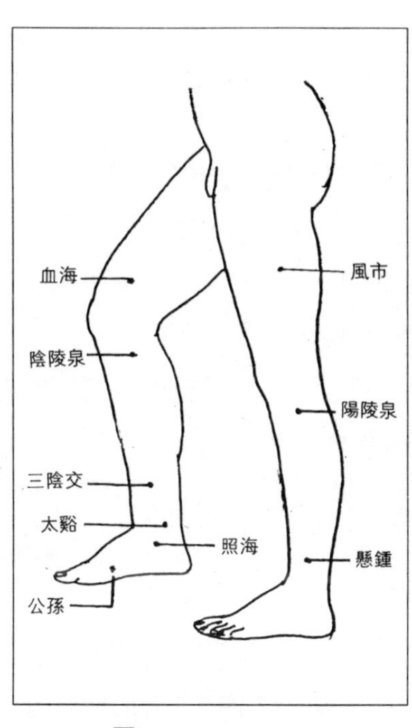

圖 1－54 <3>

4. 委中（足太陽膀胱經）

部位：膕窩橫紋中央。

主治：坐骨神經痛、偏癱、腰腿痛、下肢麻痺、中暑、中風昏迷等。

手法：點按、推揉、擦、擦法等。

5. 委陽（足太陽膀胱經）

部位：委中穴旁開 1.5 寸。

主治：坐骨神經痛、下肢麻痺、腰膝酸痛。

手法：點按、推揉、擦、提拿、擦法等。

6. 承山（足太陽膀胱經）

部位：位於腓腸肌肌腹下方，當用力繃直足尖時出現「人」字形凹陷處。

主治：坐骨神經痛、腰腿痛、腓腸肌痙攣、下肢麻痺、偏癱、痔瘡、脫肛等。

手法：點按、推揉、提拿、拍、擦法等。

7. 崑崙（足太陽膀胱經）

部位：跟骨上，外踝與跟腱之間凹陷處。

主治：坐骨神經痛、腰背痛、下肢癱瘓、踝關節及周圍軟組織疾病、頭痛項強、甲狀腺腫大等。

手法：點按、揉、捏、彈撥法等。

8. 湧泉（足少陰腎經）

部位：腳掌前、中1/3交界處，第二三跖骨之間。

主治：中風、中暑、失眠、癔病、高血壓、頭頂痛、下肢癱瘓等。

手法：點按、推揉、擦法等。

9. 髀關（足陽明胃經）

部位：屈股，髂前上棘直下，平會陰處。

主治：下肢麻痺、癱瘓、膝關節炎等。

手法：點按、推、揉法等。

10. 伏兔（足陽明胃經）

部位：臏骨外上角直上6寸處。

主治：大腿肌肉痛、下肢麻痺等。

手法：提拿、推揉、擦法等。

11. 足三里（足陽明胃經）

部位：外膝眼下3寸，脛骨前緣外開一橫指處。

主治：消化系統疾病、高血壓、神經衰弱、貧血、下肢麻痺、偏癱等。也是全身重要的保健穴位。

手法：點按、揉、推、振顫法等。

12. 上巨虛（足陽明胃經）

部位：足三里穴下3寸處。

主治：腹痛、腹脹、腹瀉、腸炎、菌痢、胃痛、偏癱等。

手法：點按、揉法等。

13. 下巨虛（足陽明胃經）

部位：上巨虛下3寸處。

主治：急慢性腸炎、急慢性肝炎、腹脹腹痛、下肢癱瘓等。

手法：點按、揉法等。

14. 解谿（足陽明胃經）

部位：踝關節前橫紋中點，兩筋之間。

主治：眩暈、頭痛、眼疾、腸炎、腎炎、踝關節周圍軟組織損傷等。

手法：點按、推揉、振顫法等。

15. 血海（足太陰脾經）

部位：在髕骨內上角上2寸，股內側肌內側緣。

主治：月經不調、功能性子宮出血、貧血、神經性皮炎、濕疹、丹毒等。

手法：點按、推揉、振顫法等。

16. 箕門（足太陰脾經）

部位：血海穴上6寸處。

主治：尿道炎、尿失禁。

手法：點按、揉法。

17. 陰陵泉（足太陰脾經）

部位：脛骨內髁下緣，脛骨後緣凹陷中。

主治：腹脹、腹水、尿路感染、小便不利、黃疸、月經不調、腎炎、下肢痲痺等。

手法：點按、點撥、揉法等。

18. 陽陵泉（足少陽膽經）

部位：屈膝，在腓骨小頭前下方凹陷處。

主治：肝膽疾患、高血壓、肋間神經痛、肩周炎、下肢癱瘓、習慣性便秘等。

手法：點按、點撥、揉法等。

19. 照海（足少陰腎經）

部位：足內踝直下凹陷處。

主治：咽喉炎、扁桃體炎、神經衰弱、癔病、月經不調、子宮脫垂、偏癱等。

手法：點按、推揉等。

20. 風市（足少陽膽經）

部位：大腿外側中線，或直立時雙臂自然下垂，中指指尖齊處。

主治：下肢癱瘓、腿痛、腰膝酸軟、頭痛等。

手法：點按、推揉、提拿、擦法等。

21. 三陰交（足太陰脾經）

部位：內踝尖上3寸處，脛骨後緣。

主治：泌尿生殖系統疾病、偏癱、神經衰弱、腹脹、腹瀉等。

手法：點按、揉法等。

22. 懸鍾（也稱絕骨穴，足少陽膽經）

部位：外踝尖上3寸處。

主治：落枕、偏頭痛、偏癱、坐骨神經痛、膝、踝關節及周圍軟組織損傷等。

手法：點按、揉法等。

(六) 取穴方法

每個穴位都有一定的位置，而取穴的正確與否直接影響治療效果。學習推拿就要首先掌握常用穴位及其具體位置，才能在臨床實踐中得心應手。取穴時，可運用人體表面標誌、骨度分寸、指寸法等不同的方法；還可根據特殊體表和肢體活動時所出現的肌肉、皮膚皺紋、肌腱、關節凹陷等標誌取穴。這就要求平時多觀察、揣摩，同行之間多交流，以掌握骨骼、關節、肌肉、肌腱的隆突、凹陷等特徵。

臨床最方便實用的取穴法是指量法。需指出的是，取穴時所說的「寸」，不是人們日常生活量布裁衣時的尺寸，而是指「同身寸」，即根據被治療者本人某一特定部位的長度而規定的計量尺度。

確切地講，指量法就是以被治療本人的手指寬度為標準，規定拇指的寬度為1寸，食、中二指為1.5寸，四横指為3寸（圖1-55）。如果推拿者與被治療者手掌大小一致，就可用推拿者手指直

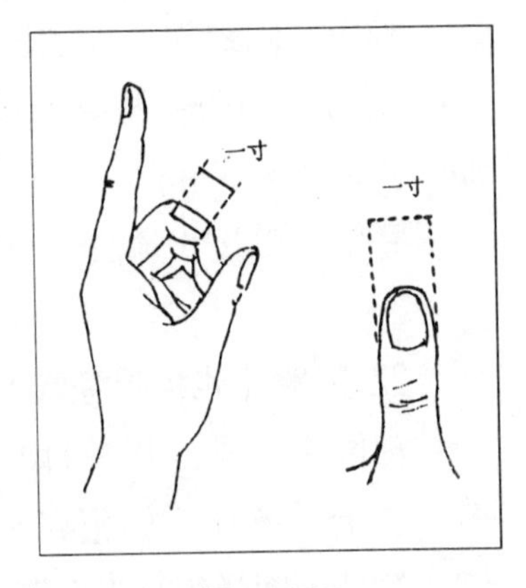

圖1-55

接量取穴位。經驗豐富者，各種取穴法配合使用，可直接目測取穴，甚是方便。

四、推拿的適應症與禁忌症

(一) 推拿的適應症

推拿療法在臨床應用範圍很廣，內、外、婦、兒諸科中的很多疾病都可採用。一般來說，推拿療法主要適用於慢性疾病，但對某些疾病的急性期也有很好療效。但推拿療法作為一種治療手段，也有其一定的侷限性，在臨床應用時，應是綜合治療措施中的一個方面。應用時，應根據具體病情，明確治療目的，辨證施治。推拿療法的適應症包括以下諸方面：

1. 運動系統：各種關節、韌帶、肌肉、肌腱的急性損傷及慢性勞損性疾病（無皮膚破損）。創傷後引起的肢體、關節僵直、黏連及軟組織攣縮、肌肉萎縮以及骨關節病引起的肢體疼痛、關節活動不利等。

2. 呼吸系統：感冒、鼻炎、咽喉腫痛、哮喘等。

3. 消化系統：慢性腸胃炎、消化不良、便秘、腹瀉等。

4. 泌尿生殖系統：膀胱炎、尿失禁、遺尿、陽痿、遺精等。

5. 神經系統：面神經麻痺、三叉神經痛、頭痛、失眠、神經衰弱、神經官能症、肋間神經痛等。

6. 婦科疾患：痛經、子宮脫垂、盆腔炎、附件炎、月經不調、更年期綜合症等。

7. 兒科疾患：夜啼、百日咳、脫肛、斜頸、消化吸收不良、小兒痲痺症等。

(二) 推拿的禁忌症

1. 嚴重的高血壓、心臟病和肝病患者。
2. 各種急性傳染病。
3. 各種潰瘍性皮膚病。
4. 各種感染性、化膿性疾病和結核性關節炎。
5. 燒傷、燙傷、開放性損傷。
6. 血小板減少性紫癜、血友病。
7. 嚴重的年老體弱者和危重病患者。
8. 惡性腫瘤。

五、推拿的注意事項

1. 首先要明確診斷，施治前對病情充分了解，做到心中有數。

2. 為使推拿療法取得良好效果，對施用手法的順序、患者的體位、助手的配合等應有統籌安排。必須使患者肌肉充分放鬆，使醫生便於用力，便於操作。

3. 施用手法，要求操作技巧準確熟練，敏捷靈活並注意順序，用力由輕到重，再逐漸減輕而結束。要隨時觀察患者表情，詢問其自我感覺，及時反饋調整力度或更換手法。

4. 醫生要注意手的清潔與光潔度，不能有毛刺，指甲要修短，邊緣要整齊，以免擦傷患者皮膚造成不適。

5. 天氣寒冷時，施手法前，醫生的手要注意保暖。

6. 可酌情使用棉質推拿巾、爽身粉或潤膚油以及某些藥物，以增加舒適感和治療效果。

第二章

頭頸部常見傷病的推拿療法

一、頭　痛

頭痛是一種常見的臨床症狀，但不是一個獨立的疾病，其病理機制較為複雜。

導致頭痛的疾患和原因很多，頭部本身的疾病能夠引起頭痛，全身性疾病也可引起頭痛。而臨床最常見的是一些非器質性病變引起的頭痛，如，氣候變化、感受風寒、風熱、風濕等引起的頭痛，稱為外感性頭痛。而身體虛弱、氣血雙虧、腦組織供血不足以及神經衰弱、機體過度疲勞等引起的頭痛則稱之為內傷性頭痛。

從頭痛的性質上可分為脹痛、劇痛、跳痛、持續性痛、陣發性痛。從部位上可分為前頭痛（多為五官、咽喉疾患所致）、側頭痛（多為耳牙、婦科疾患所致）、頭頂痛（多為神經官能症）、後枕痛（多為高血壓、頸椎病所致）和全頭痛（多為動脈硬化、腦震盪和感染中毒所致）。

臨床表現：

外感性頭痛，主要表現爲頭部脹痛，伴有鼻塞、咽喉腫痛、頸部強硬及四肢乏力等。

內傷性頭痛，主要表現爲頭痛頭暈、耳鳴失眠、倦怠乏力、心悸氣短、心煩易怒等臨床症狀。

推拿療法可益氣養血，平肝息風，通絡鎮靜而止頭痛，故對外感性頭痛、內傷性頭痛都有較好療效。

治療：

(一) 準備手法

病人先取俯臥位，全身放鬆，雙臂放軀幹兩側，雙腿自然分開，雙足以腳面外側平貼於床面。

醫者立病人左側，雙手在患者後背輕施推摩法。先後推至左右肩頭，繼而施按壓之法，再回至腰部，然後經大腿後側至左右足跟，並輕輕按壓。此準備手法可重複2～3遍，患者很覺舒適。

(二) 治療手法

1. 拿肩井：患者取俯臥位。醫者用雙手由內向外拿捏頸肩部肌肉3～5遍。之後，用雙側拇指點按肩井穴，約30秒。施力大小視病人反應而定。

2. 點按風池穴：患者體位同前。醫者可左手扶其頂部，右手以拇指及食、中二指指腹點按雙側風池穴約30秒。點按之力要慢入慢出，逐漸增力，也可同時以腕部之力振顫，使力達及深層，力度掌握在病人有酸脹感為度（圖 2-1）。

3. 按揉頸項部：患者俯臥位，也可坐位。醫者可用右手拇指沿風府穴向下至大椎按揉或推揉頸項部正中處，可反覆 3～5 遍。之後，沿一側風池穴向下至風門穴按揉頸項部肌肉 3～5 遍。一側之後再施術於另一側（圖 2-2）。

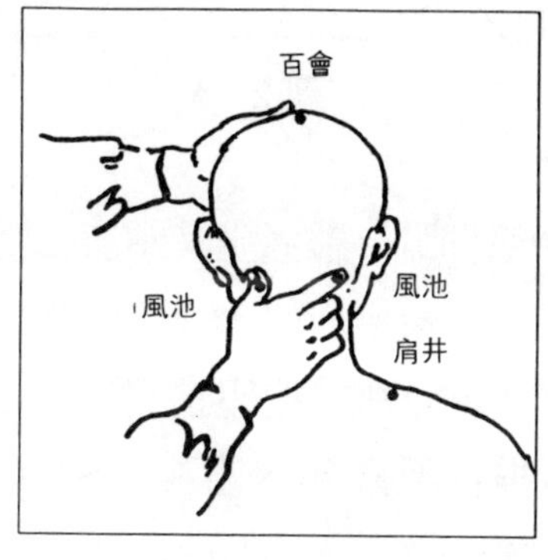

圖 2－1

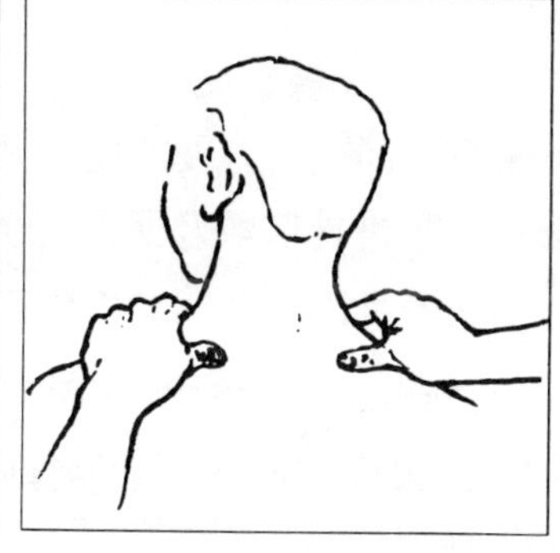
圖 2－2

4. 點按印堂、太陽穴：患者取仰臥位。醫者可坐患者頭前，雙手拇指重疊，點按印堂穴 30 秒左右。之後，用雙手中、食指點按太陽穴約 30 秒，同時可輔以揉法（圖 2-3）。

5. 推揉鼻背、點按迎香穴：患者取仰臥位。醫者立於右側，左手扶患者頭部，右手拇指與食指相對用力，由兩側睛明穴開始，沿鼻兩側向下端推揉至迎香穴，並於迎香穴點按 10～20 秒。要求用力柔和，手法

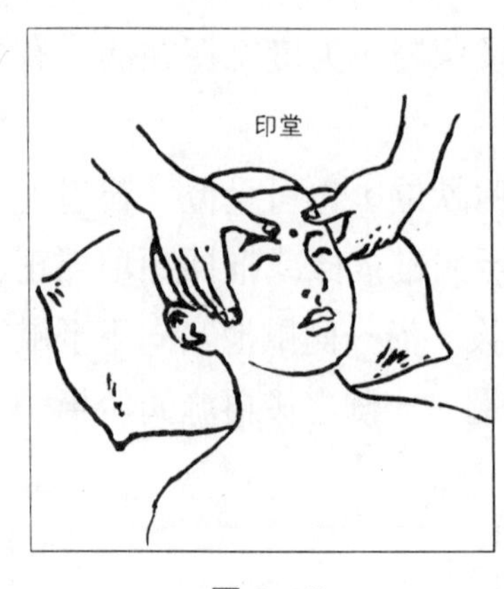

圖 2– 3

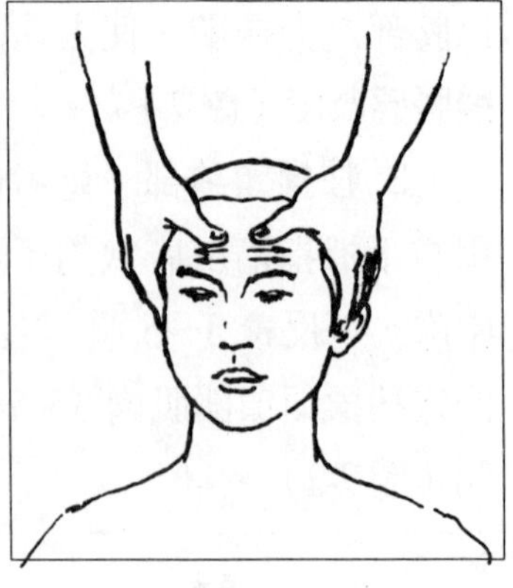

圖 2– 4

連貫、細膩，力度透達。

6. 推抹前額及頭頂：患者仰臥。醫者坐其頭前，雙手拇指併排按及印堂穴數秒，然後沿眉的上緣向兩側分抹至顳部，重複 3～5 遍。然後分別點按印堂穴上 1.5 寸處和 3 寸處，並向兩則推抹至顳部，重複 3～5 遍（圖 2-4）。

7. 按揉顳部：體位同前。醫者以雙手拇指點按並固定於額頂部，餘左右四指按於兩側顳部，施推、按揉手法，並適度移動，以增大施術部位。要求用力適度，速度稍慢，施術時間稍長。該手法可雙手同時進行，也可左右手交替進行（圖 2-5）。

8. 搓頭部：患者體位同前。醫者以一手扶其頭部，另一手五指分開緊貼於其頭顳部，用指間關節做屈伸活動，形成有力的搓動，反覆 10～15 次。該手法也可雙手同時進行。搓動時，五指屈伸稍快，上下及左右位置

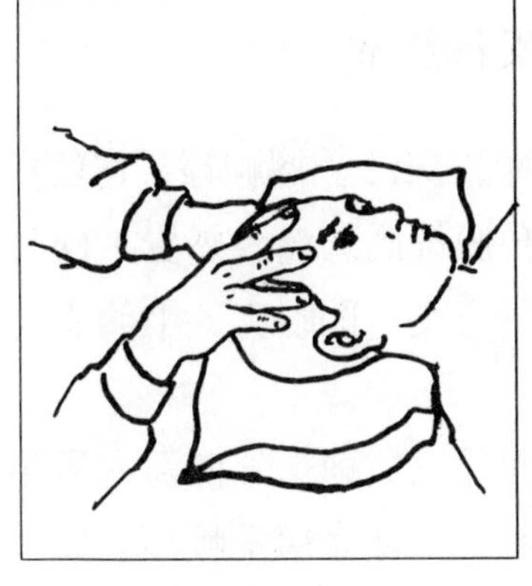

圖 2－5

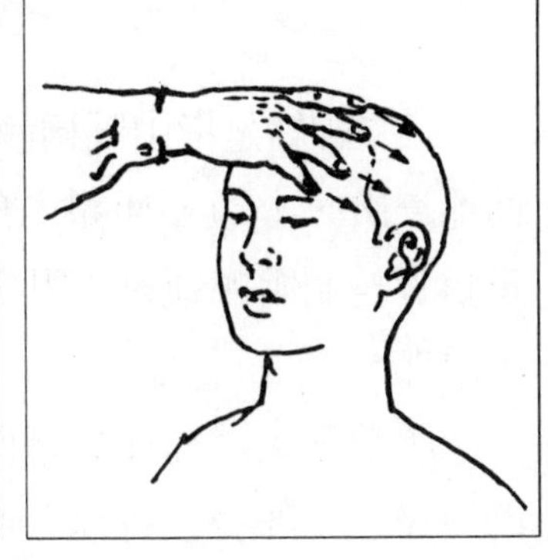

圖 2－6

移動稍慢，使頭部諸多穴位得到刺激，精神得以放鬆（圖 2-6）。

9. 提太陽過通天：患者體位同前。醫者兩手兩掌相對，以雙側小魚際處緊貼兩側太陽穴，稍施挾持之力，雙腕提起並外施，使小魚際由太陽穴過通天穴直至頭頂，使顳部肌肉、神經等組織得到刺激。要求用力適度，重複 3～5 遍。

(三) 結束手法

1. 點按印堂、太陽穴：患者仰臥。醫者重複進行治療手法 4。

2. 指叩額、顳部：患者仰臥。醫者雙手五指自然分開，以腕部發力，施振顫手法，以雙手的食、中指及無名指指腹輕輕叩擊患者額部、顳部及頭頂部，速度由快到慢，直至結束全部過程。

一、三叉神經痛

三叉神經是指由腦橋發出的第5對腦神經，它負責面部皮膚、上頜、牙齦、角膜等處的淺表感覺，同時還負責控制咀嚼運動。共分三支，即眼支、上頜支、下頜支。

所謂三叉神經痛是指面部三叉神經分佈區內發生的突發性、陣發性疼痛。40～60歲發病率較高，以女性為多見。該病有原發性和繼發性之分。原發性者一般與受寒、病毒感染、牙齒等部位的感染以及某些傳染病有關。繼發性者多與眼、鼻、牙齒等疾病以及腫瘤壓迫有關。

臨床表現：

原發性三叉神經痛，臨床上以上頜支、下頜支同時疼痛較多見。疼痛呈陣發性燒灼痛或鑽刺樣痛，也有患者呈刀割樣痛，撕裂樣痛，每次可持續數秒至數分鐘，一日可發作數次不等，個別案例可延長數月。在眼眶周圍及鼻翼旁、口角、鼻唇溝等處有輕重不同的壓痛點，觸診可能誘發疼痛，並可伴有面部局部抽搐、流淚、流涎以及皮膚潮紅等。

繼發性三叉神經痛，疼痛呈持續性，面部皮膚感覺障礙，嚴重者針刺局部皮膚而不覺疼痛，以及角膜、下頜反射消失。對於繼發性患者，要首先排除腫瘤患者引起的三叉神經痛，並禁止推拿。

治療：

㈠ 準備手法

患者取仰臥位，全身放鬆，雙臂放於軀幹兩側。

醫者坐或立於患者一側，雙手握其手掌，以單手或雙手拇指點按合谷穴約30秒，稍停，再點按列缺穴約30秒，可重複2～3遍。然後換位，在對側手臂施上述手法。要求稍用力，使患者有酸麻、脹痛感為度。

㈡ 治療手法

1. 點按印堂穴、太陽穴：患者仰臥，醫者可坐於患者頭前，雙手拇指重疊點按印堂穴30秒左右，然後用雙手中指及食指點按太陽穴30秒左右。

2. 推抹前額及頭頂：患者體位同前。醫者雙手拇指併攏按及印堂穴數秒，然後沿眉的上緣向兩側分抹至顳部，重複3～5遍。然後分別點按印堂穴上1.5寸和3寸處並向兩側推抹至顳部，重複3～5遍。

3. 按揉顳部：患者體位同前。醫者以雙手拇指點按並固定於額頂部，餘雙手四指自然分開，按於雙側顳部，施按摩手法，並適度移動以增大施術部位，根據病人反應，決定施術力度、速度與時間，約1～3分鐘。

4. 點推太陽、頭維、率谷及聽宮諸穴：患者體位同前。醫者在患者頭前，以雙手食、中指分別點按於太陽穴數秒，然後推抹至頭維穴，並在二穴之間重複推抹數次。完成上述之後，再分別由太陽至率谷穴和太陽至聽宮穴重複上述推抹手法。要求在穴位處點按之力要滲透入內，用力稍大，使患者有較強的酸麻、脹痛之感（圖2-7、8）。

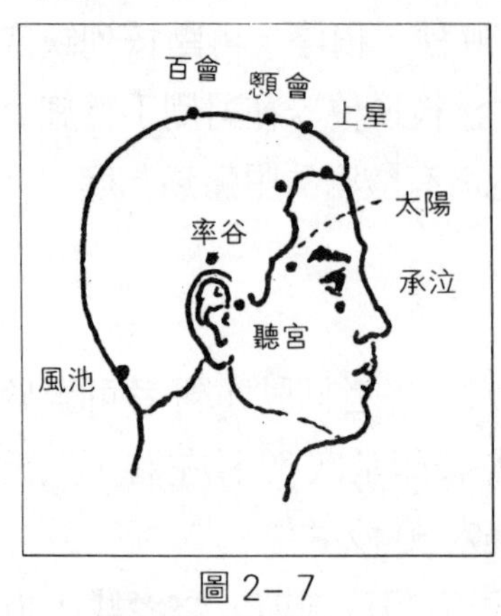

圖2－7

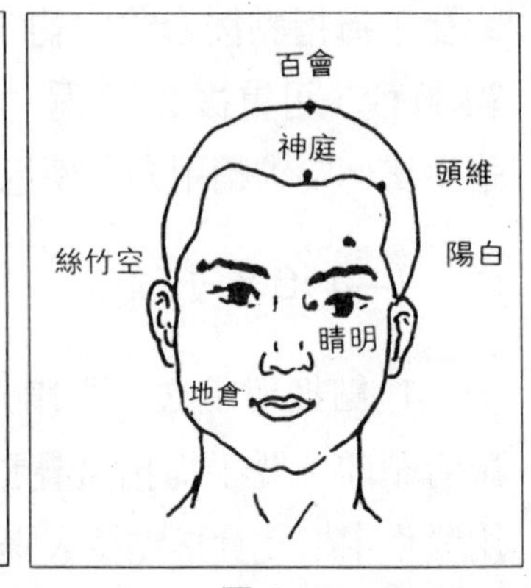

圖2－8

5. 點揉睛明、四白、承泣及球後諸穴：患者體位同前。醫者以雙手中指或食指分別點揉患者雙側的睛明穴、四白穴、承泣穴、球後穴。每穴點揉15～30秒。

6. 提太陽過通天：患者體位同前。醫者用雙手兩掌相對，用雙側小魚際緊貼於患者太陽穴，雙腕提起並外旋，使小魚際由太陽穴過通天直至頭頂，此法重複3～5遍，充分放鬆頭顳部肌肉。

(三) 結束手法

1. 點按印堂穴：上述治療手法結束後，可重複點按印堂穴30秒左右。

2.點按衝陽穴、內庭穴：醫者位於患者下肢處，用雙手拇指指腹點按雙側的衝陽穴15～30秒，再點按內庭穴15～30秒，使患者有較強的酸麻、脹痛感後減輕用力，結束全過程（圖2-9）。

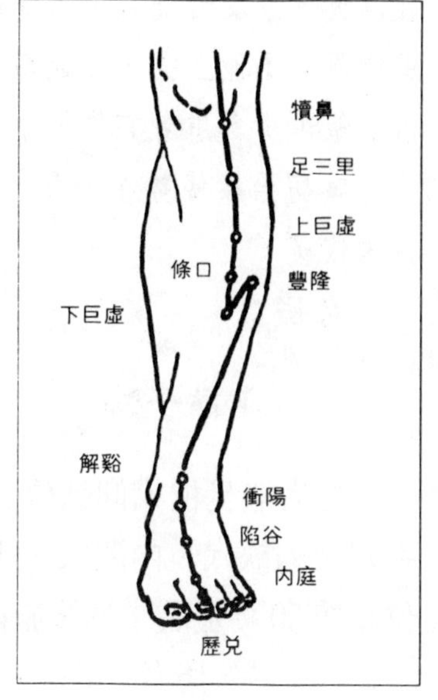

圖2-- 9

三、面神經麻痺

面神經麻痺也稱面癱，中醫稱「口眼喎斜」，認為是風邪侵犯經絡所致，屬於風病。現代醫學將本病分為中樞性和周圍性兩種：中樞性面神經麻痺多因腦血管疾患或腦腫瘤所致；周圍性面神經麻痺多是由於面部血液循環障礙、感遇風寒致使面神經炎症，而引起面部表情肌癱瘓。面神經麻痺還可能誘發中耳炎、乳突炎，以及腮腺炎等證。患者多為青壯年。

臨床表現：

周圍性面神經麻痺，發病突然，多在清晨醒來時，發現一側的面部麻木發僵，肌肉鬆弛，口眼歪斜，口角歪向健側，鼻唇溝變淺，患者嘴歪不能閉合且流涎，鼓腮時漏氣，患側眼睛不能閉合且時常流淚。患側眼眉不能上提，前額皺紋變淺，說話時漏氣，且漏水漏飯，少數患者有患側半舌的味覺和耳的聽覺遲鈍。

該病治療優勢在中醫，效果肯定。一般在 1～3 個月內恢復。

治療：

(一) 準備手法

患者取坐位或仰臥位。醫者以拇指點按患者的合谷穴、列缺穴、內關穴、手三里穴及曲池穴。每個穴位點按 30 秒左右。然後施術於對側上肢。要求在點按上述穴位時，患者有較強的酸麻重脹之感。

(二) 治療手法

1. 點揉太陽穴：患者取仰臥位。醫者坐其頭前，以雙手中指或食指點揉太陽穴 30 秒左右。

2. 點揉迎香、睛明穴：患者體位同前。醫者以右手中指點揉其右側迎香穴 30 秒左右，然後經鼻側推抹至睛明穴，施點揉、振顫之法，約 15～30 秒，再沿眶下緣向外抹至太陽穴處。右側完成後，醫者以左手施術於患者左側（圖 2-10）。

3. 點揉四白、顴髎、下關穴：患者體位同前。醫者用右手中指點揉四白穴 30 秒。然後推抹至顴髎穴，施點揉手法 30 秒，再推抹至下關穴，施點揉手法 30

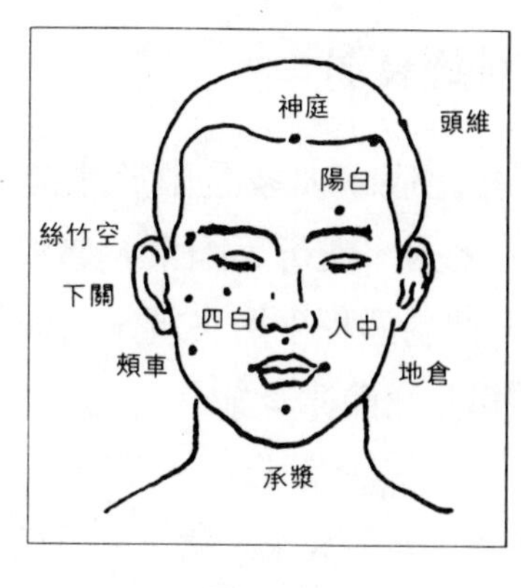

圖 2–10

秒，此手法可左右側交替進行，手法熟練者也可左右側同時進行。

4. 點揉迎香、地倉穴：患者體位同前。醫者以雙中指或食指同時點按迎香穴約 30 秒，再移至地倉穴點揉約 30 秒。

5. 點按、振顫人中、承漿穴：患者體位同前。醫者以右手拇指尖及指腹點按人中及承漿穴，同時可施振顫手法，各約 30 秒。

6. 啄叩面部：患者體位同前。醫者雙手五指自然屈曲，以腕發力，用指尖快速啄叩患者面部。要求醫者手腕放鬆，施力要有彈性。施術 30 秒，間歇 30 秒，反覆進行 3～5 遍。

（三）結束手法

1. 點按印堂穴 30 秒。
2. 掐按雙側合谷穴 15～30 秒。
3. 點按雙側足三里穴 15～30 秒。
4. 點按雙側太衝穴 15～30 秒。

四、神經衰弱

神經衰弱也稱神經官能症，大多是由於精神創傷、心理障礙以及長期的緊張、疲勞等因素，導致大腦皮質功能減弱，興奮與抑制過程平衡失調，造成植物神經系統功能紊亂，機體生物節律紊亂。

臨床表現：

常見的症狀有失眠多夢、頭昏腦脹、記憶力下降、注意力不能集中、急躁易怒、心悸、面部潮紅、手足發涼出冷汗、胸悶氣短、咽部發堵、食之無味、疲勞無力等。症狀表現雖多，但無器質性病變。

治療：

(一) 準備手法

病人取俯臥位。閉目，全身放鬆，雙臂自然下垂或置軀幹兩側。雙腿伸直自然分開，雙足以腳面外側平貼於床面。

1. 推摩後背及下肢：醫者立患者左側，雙手在病人後背施推摩手法，先後推至左右肩部，繼而按壓數秒，再推摩至腰部，經大腿後側，分別推摩至左右足跟並輕輕按壓。

2. 按揉腰、肩背肌群：患者體位同前。醫者以手掌在患者肩背及腰背部施按壓及推揉手法。按壓手法較輕，推揉手法略重，使患者肩及腰背進一步放鬆。

(二) 治療手法

1. 提拿斜方肌：患者取俯臥位。醫者立其左側，雙手提拿患者雙肩頸部肌肉，並輔以捏揉手法，反覆進行 3～5 遍。

2. 通督脈：患者體位同前。醫者以右手掌及小魚際處，自患者頸部以下向下按揉至腰骶部，行走路線位其督脈位置，重複 3～5 遍。

3. 通膀胱經：患者體位同前。醫者可用雙拇指自頸部以下，沿脊柱兩側向下施點按、推揉至腰骶部。左右兩側可重複 4～6 遍。

4. 搓八髎穴：患者體位同前。醫者以右掌置其腰骶 八髎穴處，反覆快速推搓八髎約 30 秒鐘。

5. 拿捏、推摩下肢後側肌群：患者體位同上。醫者用雙手由下至上拿捏下肢後側肌群，然後施推摩手法，反覆進行 3～5 遍，左右肢交替進行。

6. 點印堂穴，分推前額：患者取仰臥位。醫者坐其床頭，用雙拇指併攏點按印堂穴約 15～30 秒。然後沿眉上緣處向兩側分推至太陽穴處，重複進行 5～10 次。

7. 點按攢竹穴：患者體位同前。醫者雙手拇指點按雙側攢竹穴 15～30 秒，然後向額頂方向，每間隔 1 公分處施點按手法數秒，直至髮際深處。

8. 點按魚腰穴：患者體位同前。醫者雙手拇指點按雙側魚腰穴 15～30 秒，然後向額頂方向，每間隔 1 公分處施點按手法數秒，直至髮際深處。

9. 點按絲竹空穴：患者體位同前。醫者雙手拇指點按雙側絲竹空穴 15～30 秒，再向額頂方向，每間隔 1 公分處施點按手法數秒，直至髮際深處。

10. 點按風池及枕後諸穴：患者體位同前，頭向左轉 45°。醫者以右手伸入患者枕後，以中、食及無名指按揉患者頸右側及枕部肌肉 1～2 分鐘。最後以中指點按風池穴 10～15 秒，左右交替進行。

11. 按揉顳部：患者體位同前。醫者以雙拇指點按並固定於額頂部，餘左右四指按於雙側顳部，以太陽穴為中心，施按摩手法，要求四指自然分開，彎曲並適度移動，增大施術部位，保持力度，速度可稍慢，施術時間可酌情稍長一些。

(三) 結束手法

1. 乾洗頭：患者俯臥。醫者立於患者右側，醫者以右手，五指自然分開，以指甲或指尖伸入髮際，接觸皮膚，輕施壓力，推向頭頂部位，對頭皮起搔刮作用，以增加頭部供血供氧。此手法要求連貫，力度適當，反覆進行 10～20 次。

2. 點按印堂穴：患者體位同前。醫者坐於患者頭前，以雙手拇指點按印堂穴 15 秒左右。

3. 點按百會穴：患者體位同前。點印堂穴後，雙手其餘四指扶按於頭部，而雙拇指向頭頂部滑動至百會穴，再施點按手法15秒左右。力度由小到大，再逐漸減弱，放鬆，結束全過程。

辨證施治：

1. 對於頭痛、頭暈患者，施治過程中，可增加百會、印堂、太陽、陰陵泉、陽陵泉、至陰等穴，施點按、揉之手法。

2. 對失眠、多夢、記憶減退、注意力不能集中者，可對內關、神門、歷兌、隱白、湧泉等穴位，施點、按揉、搓之手法。

3. 對消化不良、食慾不佳者，可增脾俞、胃俞、中脘、足三里等穴，施點、推揉手法。

4. 對煩躁不安、易怒、心悸者，可按揉肝俞、膽俞、期門、章門、膻中、內關等穴，同時可用推摩等手法。

五、腦血管意外後遺症

所謂腦血管意外後遺症，是指由於腦部疾病，如腦溢血、腦血栓、腦栓塞以及腦部外傷、炎症等導致的身體一側發生癱瘓症狀。中醫稱為半身不遂，認為是由於經絡受阻所致。

臨床表現：

臨床上多見一側肢體和手足有完全或不完全的癱瘓。如，腦損傷在左側，會導致右側肢體癱瘓，反之相反。臨床以右側偏癱爲多見，且右側偏癱較左側偏癱恢復期更長。除此之外，由於大腦左半球的傷病直接影響語言中樞的活動，所以，右側癱瘓的病人多會出現語言不利，吐字不清，常伴有頭暈、頭痛、口眼歪斜、手足拘急等症。

此病是中老年人的常見病，透過推拿按摩，來疏通經絡，活血化瘀，改善代謝，增強血液及營養成分的供應，加強肢體的被動工作能力，以促進全身的康復。

治療：

(一) 準備手法

同「神經衰弱」一節準備手法。

(二) 治療手法

1. 推搓、點按湧泉穴：患者取俯臥位。醫者用拇指指腹推搓腳底湧泉穴（也可施點按之法），力度由輕逐漸加重，頻率逐漸加快，每側可施 30 次左右。

2. 點按下肢後側諸穴：患者體位同前。醫者以一手或雙手拇指點按承山、承筋、合陽、委中、殷門、承扶、環跳諸穴（向心性取穴），每穴可點按 10～20 秒。肌肉肥厚者可用肘按法，一側之後，再施治於另一側，以患者有微熱、微痛感為度。

3. 推搓八髎穴：患者體位同前。醫者左手扶按患者左肩背處，固定其體位，以右手掌在腰骶及八髎穴處來回搓動 20～30 次，使患者腰骶及小腹部有熱感為佳。

4. 通督脈、通足太陽膀胱經：患者體位同前。醫者以右手掌尺側或小魚際，按揉肩背及腰背正中（督脈走行處）和脊柱兩側骶脊肌處（足太陽膀胱經走行處），力度要適度增大，每側按揉 8～10 遍，以消除後背及腰部肌肉的緊張、僵硬之感，通經活絡，舒筋活血。

5. 捏揉、提拿下肢後側肌肉群：患者俯臥。醫者以雙手由下而上捏揉、提拿下肢後側肌群 5～10 遍。左右肢交替進行。

6. 擦後背、擦下肢後側肌群：患者體位同上。醫者以右手施擦法於腰背骶脊肌處及下肢後群肌肉，由下至上，可反覆 3～5 次。一側之後，再施手法於另一側，其間醫者可左右手交替，也可同時施術。

7. 擊拍肩背軀幹及下肢：患者體位同前。醫者視患者接受程度，可以虛拳或手掌，自下而上，適度施力，叩擊或擊拍肩背、軀幹及下肢肌群，左右交替，可反覆進行 1～3 遍。

8. 彈撥跟腱，抱揉踝關節：患者體位同前。醫者以右手拇指彈撥患者跟腱 8～10 次，同時輔以指腹的按揉手法。最後雙手抱揉踝關節 3～5 次。左右交替進行。最後以全手掌在背部、下肢的推摩手法結束上述治療。囑患者翻身取仰臥位。

9. 點按合谷、內關諸穴：患者取仰臥位。醫者以拇指點按合谷、內關、外關、手三里、曲池、少海等穴，分別點按10～20秒，左右上肢交替進行，使患者充分放鬆。

10. 按摩、推拿上肢及肩部：患者仰臥。醫者立其右側，左手牽握患者手部，右手全掌輕輕按壓患者右肩，逐漸加力，然後施按揉手法，重複10～15次，左右交替。

11. 彈撥前臂屈腕、伸腕肌起點處：患者體位同前。醫者在患者上臂肱骨外，內上髁處（分別是伸腕肌群、屈腕肌群的起點），輕施彈撥手法10～20次。左右交替進行。

12. 牽拉上肢：患者體位同上。醫者雙手握住患者手腕，沿其軀幹向下方向施牽拉手法，可同時施振顫法。也可根據患者情況，向其頭頂方向（上舉手臂）或呈側平舉方向牽拉，以增加肩關節活動幅度。

13. 提拿下肢前群肌：患者體位同前。醫者立於一側，用雙手自上而下用力，拿捏下肢前群肌肉，反覆進行10～15遍，左右交替進行。

14. 點按下肢穴位：患者體位同前。醫者用雙手拇指點按居髎、環跳、風市、陽陵泉、陰陵泉、足三里、三陰交、懸鍾、解谿、太衝等穴，每穴10秒左右。左右肢交替進行。

15. 牽拉下肢：患者體位同前。醫者雙手抱握患者踝關節，施牽拉之法，要求用力適度，手法柔和，不可用蠻力。左右肢交替進行。

(三) 結束手法

1. 點按百會穴：患者仰臥。醫者坐其床前，雙手拇指點按百會穴 15～20 秒，同時輔以振顫之法，使力達深層。

2. 點按湧泉穴：患者體位同前。醫者於患者下肢方向，雙手抱握患者一足，以雙手拇指點揉湧泉穴 10～15 秒，左右交替。最後結束治療過程。

六、近　視

近視是常見的眼科疾病，除部分與遺傳因素有關外，大部分與燈光照明不足或過強，看書寫字姿勢習慣不良有關。另外，長時間用眼，造成眼睛過度疲勞也是重要原因。

近視可分為假性近視和真性近視。假性近視以青少年為多見，主要是由於眼內睫狀肌疲勞，使調節功能降低而致。

此時若即刻治療，睫狀肌仍可恢復正常，假性近視也會隨之消失。若不及時治療，很有可能轉為真性近視。真性近視是由於眼軸變長，外界光線只能射在視網膜前面，因而患者只能看到近處的東西，看不清較遠處的東西。

臨床表現：

視遠物模糊，看近物清楚，輕者不覺，而常誤以爲正常現象。患者多瞇著眼看物、看書，過久常感到頭暈腦脹，眼皮沉重，眼睛酸痛，閉目休息幾分鐘感到很輕鬆。

治療：

（一）準備手法

1. 拿捏頸項肌群：患者俯臥。閉目，全身放鬆，雙臂放於軀幹兩側。醫者立於患者左側，以左手扶其枕後，右手自上而下拿捏頸項部肌群，使其全部放鬆，此手法持續2～3分鐘。

2. 按揉、提拿肩背肌群：患者體位同前。醫者以右手在患者肩背部做按摩手法約2～3分鐘。之後，在肩頭斜方肌上緣處反覆提拿約1～2分鐘。

3. 掐合谷穴：患者體位成仰臥。醫者以雙手拇指，掐其兩合谷穴約15～20秒，使其產生酸脹及輕痛感。

（二）治療手法

1. 點印堂分推前額：患者仰臥。醫者坐患者頭前位置，雙手拇指併攏點按印堂穴20～30秒。之後，向外分推至太陽穴並點揉30秒。完成之後，分別在印堂穴上1.5公分及3公分處點按，並向外分推至顳部髮際處。

2. 提拿及推揉眉弓處：患者體位同前。醫者以雙手拇指與食指（或中指）以對指之力提拿眉弓處皮膚肌肉，自攢竹穴處起，向外移行至絲竹空穴處，提拿、放鬆，交替重複，進行2～3遍。

3. 推揉眼眶、眉弓：患者體位同前。上述手法完成後，醫者以雙手拇指指腹分別按壓左右兩側眉弓處（攢竹穴）做推揉手法，用力方向與眼眉垂直，邊推揉邊向外移行至絲竹空穴處。可反覆2～3遍。

4. 按揉眼上部之穴位：患者體位同前。醫者的中指指腹自迎香穴沿鼻背處向睛明穴抹動，並按揉睛明穴20～30秒，可輔以振顫手法，使力達深層組織，產生酸脹感。完成之後，再分別點揉攢竹、魚腰、絲竹空穴各20秒左右，可反覆進行3～5遍。

5. 按揉眼下部之穴位：患者體位同前。醫者以中指指腹點按承泣、四白穴各15～20秒，並施以振顫手法，使力達深層組織，有脹痛感為佳。完成之後，再分別點按揉瞳子髎、球後等穴各20秒左右。可反覆3～5遍。

6. 提太陽過通天：患者體位同前。醫者用雙手，兩掌相對，用雙側小魚際處緊貼雙側太陽穴。之後，雙後腕用力提起並外旋，使魚際處由太陽穴過通天穴，至頭頂，使顳部肌肉得到刺激、放鬆。要求用力適度，可重複3～5遍。

(三) 結束手法

1. 掐合谷穴 15～20 秒。

2. 搓刮湧泉穴：患者體位抑臥。醫者於患者下肢方位，用右手中指 1～2 節關節處點揉、搓刮湧泉穴 10～20 次，左右足交替。用力由小到大，再逐漸減弱，手法完畢。

七、鼻　炎

鼻炎多是由於反覆感冒，細菌侵入鼻腔黏膜而導致急性炎症，急性炎症反覆多次發作，便可轉為慢性鼻炎。慢性鼻炎一般有 3 種類型，它們是單純性鼻炎、肥厚性鼻炎和萎縮性鼻炎。

其中慢性單純性鼻炎常因急性鼻炎，急、慢性鼻竇炎遷延不癒而成。另外，高溫、乾燥、寒冷、煙塵、粉塵、有害氣體以及有害化學物質的長期刺激也可能引起。近年來，長期使用空調導致鼻炎的患者有增多趨勢。

臨床表現：

在急性期，主要表現爲鼻黏膜腫脹、鼻塞流清涕，常伴有頭痛、頭暈等症狀。

在慢性期，主要表現爲鼻腔分泌物增多，流濃鼻涕，鼻塞加重，久之則嗅覺不靈、頭痛頭暈、記憶力下降、腦缺氧、胸悶憋氣等症狀。

治療：

(一) 準備手法

1. 點掐合谷、內關、列缺、手三里諸穴：患者取仰臥位。醫者立其一側，雙手拇指分別點掐兩側的合谷穴、內關、列缺、手三里和曲池諸穴，各 20 秒左右。

2. 揉點迎香、顴髎穴：患者體位同前。醫者坐其床前，用雙手中指點按迎香、顴髎穴，並分別按揉 20～30 秒。

(二) 治療手法

1. 點印堂分推前額：患者仰臥。醫者用雙手拇指併攏點按印堂穴 20 秒左右，然後向外分推至太陽穴，換中指點揉太陽穴 30 秒。再點按印堂穴上 1.5 公分處和 3 公分處，分別向外分推至顳部髮際內。分推手法可重複 3～5 次。

2. 推揉鼻背：患者體位同前。醫者以右手拇指指腹放於鼻左側最上端（近內眦部位），做推揉手法，並隨之向鼻翼部位移行，並在鼻翼處重力壓揉。此手法可重複 3～5 次。左側完成後，醫者再以右中指指腹置鼻右側上端，做推揉手法，並隨之向鼻翼部位移行，在右鼻翼處施力壓揉，並重複 3～5 遍。

3. 推揉鼻梁：患者體位同前。醫者以右拇指指腹推揉鼻梁，自上而下至鼻尖，用力方向與鼻梁垂直，可重複3～5遍。

4. 點按風池穴：患者體位同前。囑病人頭左轉45°，醫者右手伸入頸枕部，沿頸椎右側，做按揉手法1～3分鐘。然後，醫者左右手交替，施術於患者頸椎左側1～3分鐘。最後醫者左右手中指自然彎曲，點按風池穴20秒左右，大部患者隨之產生鼻通氣的感覺。

(三) 結束手法

1. 點印堂穴20秒，並分推額頭到太陽穴。

2. 掐合谷、內關、列缺穴各20秒，隨之結束治療過程。

八、失　眠

失眠多是由於情緒紊亂，精神過度緊張，神經衰弱，外界環境干擾以及無良好的衛生習慣和睡眠時間無規律所致。過饑過飽以及肝氣鬱滯等導致消化機能不調都可引起失眠。

臨床表現：

多數患者表現為上床後久久不能入睡，或入睡後不久即醒，醒後不易再睡。個別人伴有多夢、頭暈耳鳴、倦怠乏力、記憶力減退、精神不振等症。

治療：

(一) 準備手法

1. 推摩後背：患者取俯臥位。閉目，全身放鬆，雙臂放於軀幹兩側，雙腿自然伸直，略分，雙足以腳面外側平貼於床面。

醫者立病人左側，雙手置病人後背輕施按揉推摩手法，先後推至左右肩頭，施按壓手法。再回至腰部，推摩下肢後群肌肉，於足跟處按壓片刻。此手法重複3～5遍。

2. 按揉湧泉穴：患者體位同前。醫者用雙手拇指按揉左右湧泉穴，各20秒左右。

(二) 治療手法

1. 按揉頸項部：患者取俯臥位。醫者以右手拇指指腹沿風府穴向下至大椎穴施按揉手法，自上而下反覆做3～5遍。之後，沿一側風池穴向下至風門穴按揉頸項肌肉3～5遍，左右交替，使頸項肌肉充分放鬆。

2. 拿肩井：患者體位同前。醫者以雙手分別由內向外拿捏雙側頸肩部肌肉3～5遍，之後，用雙側拇指點按肩井穴約20秒，施力大小視患者反應而定。

3. 點按風池穴：患者體位同前。醫者以左手扶其頭頂部，右手拇指及食、中二指點按雙側風池穴，約20秒。點按之力要慢入慢出，逐漸增力，也可同時以腕部發力振顫，使力達及深層，以患者有酸脹感為度。

4. 按揉肩背：患者體位同前。醫者以右手掌平放於患者右側肩背，施按揉手法，力達深層並隨之移動，使受術部位達及整個後背，使患者有一種如釋重負之感，此手法可行 3～5 分鐘。要求手法過程即要有力度，又要輕柔，剛柔相濟，快慢相兼。

5. 搓命門：患者體位同前。醫者左手扶按其後背，右手掌置腰部命門穴處行推搓手法，用力方向與脊柱垂直，反覆推搓 20～30 次，一氣呵成，使局部產生溫熱感。

6. 點印堂，分推前額：患者取仰臥位。醫者坐其床前，雙手拇指點按印堂穴 20～30 秒，然後沿眉上緣處向兩側分推至太陽穴，重複 5～10 次。

7. 點按攢竹、魚腰、絲竹空穴，推抹前額：患者體位同前。醫者雙手抱患者頭顳部，以左右拇指分別點按攢竹穴、魚腰穴、絲竹空穴各 20 秒，然後再以左右拇指指腹自眉上緣處經前額向其額頂部抹動，左右拇指交替，緊密銜接，施術於前額及額頂、雙側顳部，抹動約 30～50 次。

8. 按揉顳部：患者體位同前。醫者以雙手拇指點按，並固定於額頂部位，餘左右四指按雙側顳部，以太陽穴為中心，施按揉手法。要求四指自然分開屈曲，並適度向枕部及耳前移動，增大施術範圍，保持力度，放慢速度，掌握節奏，施術時間可酌情延長一些。

9. 啄叩面部及額頂：患者體位同前。醫者雙手五指自然屈曲，以指尖或指腹快速啄叩患者面部、前額及頭頂部。此手法要求醫者手腕放鬆，發力要輕柔，表現出彈性，可持續1～3分鐘。

10. 點揉中脘、氣海、關元穴，旋推腹部：患者體位同前。醫者以右手中食指點按、輕揉中脘、氣海、關元穴各20～30秒。然後以右手掌放於腹部施旋推之手法，約3～5分鐘。囑病人隨腹部手法調整呼吸。

(三) 結束手法

1. 梳理頭髮：患者仰臥。醫者立患者右側，以右手五指自然分開，以指甲或指尖接觸頭皮，輕施壓力。自前髮際始，向後至頭頂部梳理，對頭頂部起搔刮作用，以增加頭部血液循環。可單手也可雙手交替進行約1～3分鐘。

2. 叩擊頭皮：患者體位同前。醫者十指分開，自然彎曲，叩擊頭皮1～2分鐘，結束治療過程。

九、頸椎綜合徵

頸椎綜合徵簡稱頸椎病，是頸椎隨年齡增長而發生的一種退行性病變，以中、老年人較為多見，其病因很多。隨年齡的增長，頸椎以及椎間盤的生理功能逐漸減退，而外傷及勞損等因素則加快了這種退變過程。故臨床常以頸椎外傷，或頸椎長期的前屈性勞損，長期低頭伏案工作，或常睡高枕者發病率較高。近年來，跳水、體操運動員，長時間操作電腦者發病率也呈上升趨勢。

頸椎椎間盤的病理改變主要是變性，而變性的椎間盤組織可以直接壓迫、刺激其周圍組織。由於椎間盤變性，椎間隙隨之變窄，造成脊椎向後滑脫的趨勢，其結果引起椎間孔的前後徑變小，使神經根受到擠壓，受壓的神經因之發生損傷性炎症。

頸椎骨的病理改變主要是骨贅形成。骨贅是由於頸椎的異常活動，周圍韌帶受到牽張，骨膜受到刺激，而逐漸引起增生性的病理改變，也可因頸部損傷，發生血腫，機化而成。骨贅多發於椎體，椎體後緣的骨贅可突入椎管刺激壓迫脊髓。椎體側方及鉤突部位的骨贅可突入椎間孔，刺激壓迫神經根及椎動脈。

頸椎綜合徵根據病變部位及受累及組織的不同，可分為不同的類型：神經根型、椎動脈型、交感神經型和脊髓型。

臨床表現：

頸椎綜合徵初期症狀較輕，大多爲間歇性的頸、肩部不適或疼痛，隨著病理過程的演變，症狀逐漸加重，變爲持續性，並出現上肢放射性疼痛麻木，患者多在此時就診。

神經根型：由於病變組織刺激，壓迫相應的神經根，引起頭、頸、肩等部位的定位性疼痛，上肢有放射性疼痛。頸部活動呈不對稱性限制，頸部活動幅度小於正常。向健側轉頸，向患側側屈、後仰或低頭等活動可引起或加劇疼痛。伴有上肢發冷、發沉無力、手臂麻木等症狀。

椎動脈型：也稱缺血型。由於頸椎退變增生，使椎動脈受壓、扭曲、痙攣，引起椎動脈供血不足，導致內耳和腦部缺血。表現為頭痛頭暈、噁心嘔吐、耳鳴、視物不清、猝倒等症。上述症狀可因頭頸部轉動或側屈到某一位置時而誘發或加重。

交感神經型：頸椎發生病變時，有時可刺激到頸交感神經或頸交感神經節，引起頭痛、耳鳴、聽力障礙、心前區痛、心率紊亂、多汗或閉汗、肢體發冷、血壓升高、平衡失調、感覺過敏等症狀。

脊髓型：由於椎體後緣增生，膨出的椎間盤和後縱韌帶突入椎管，壓迫脊髓引起不同程度的痙攣性癱瘓，表現為上肢或下肢，一側或雙側麻木，疲勞無力，活動不便，頸臂顫抖，步態不穩，個別者出現呼吸困難，腱反射亢進等症狀。

綜上所述，臨床上以前三種病型為多見，而多數病人又以其中一型為主，同時表現出部分其他型的症狀，成為混合型。頸椎病可嚴重影響患者的生活與工作。

臨床採用藥物等方法治療頸椎病的同時，採用推拿療法是積極有效的措施，對緩解臨床症狀，增加肌肉韌帶彈性，促進新陳代謝，穩定和增加關節機能是十分重要的。

治療：

(一) 準備手法

1. 掐合谷、列缺穴：患者取坐位。醫者以拇指掐按合谷穴、列缺穴各 20 秒。

2. 點按曲池、小海穴：體位同前。醫者以右手持握患者手腕，以左手拇指按壓曲池穴 20 秒，之後，以中指按壓小海穴 20 秒。

3. 點按缺盆穴：體位同前。醫者以中指指端或拇指點按缺盆穴 20 秒，逐漸增力達及深層。患者拇、食、中三指可產生麻木感，手法結束時患者感覺有熱流向上肢放射（圖 2-11）。

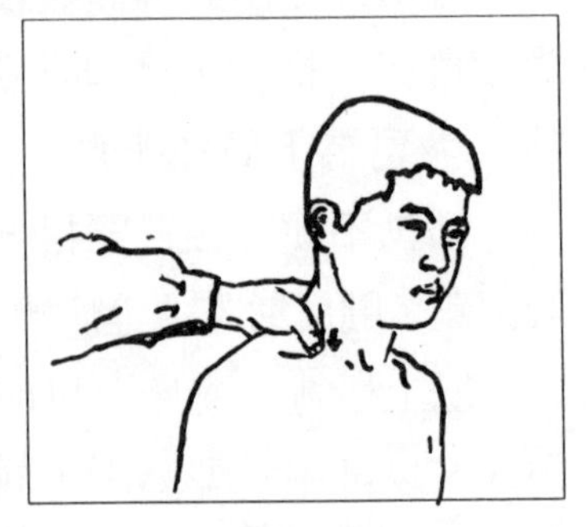

圖 2–11

4. 點按極泉穴：體位同前。醫者以左手將患者上肢高舉，並向上牽引，右手四指放於肩頭，拇指於腋窩處點按極泉穴 20～30 秒，使患者產生麻木感，然後將患肢慢慢放下，右手拇指鬆開，患者感覺有熱流通過上肢（圖2-12）。

上述準備手法，左右交替進行。

(二) 治療手法

1. 推揉肩部肌群：患者取俯臥位，醫者立其床頭前。醫者以雙側手掌置患者雙肩，右掌順時針方向施推揉手法，左手掌逆時針方向施推揉手法，左右手掌交替進行，各1～3分鐘。手法熟練者也可雙手掌同時進行（圖2-13）。

2. 拿捏斜方肌：患者體位同前。醫者先用拇指用力點按肩井穴處，再以雙手拿捏雙側的斜方肌上緣，

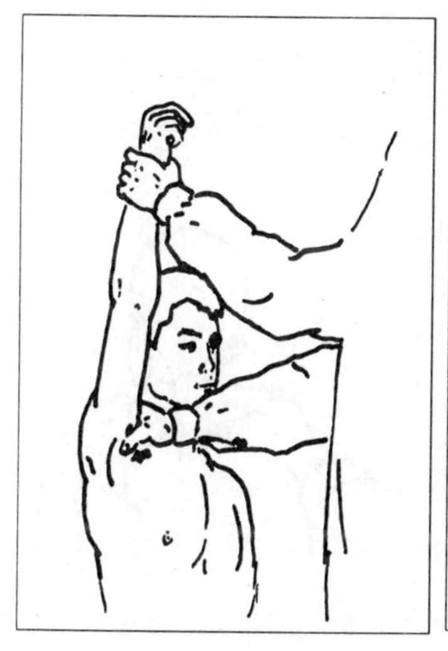

圖 2–12

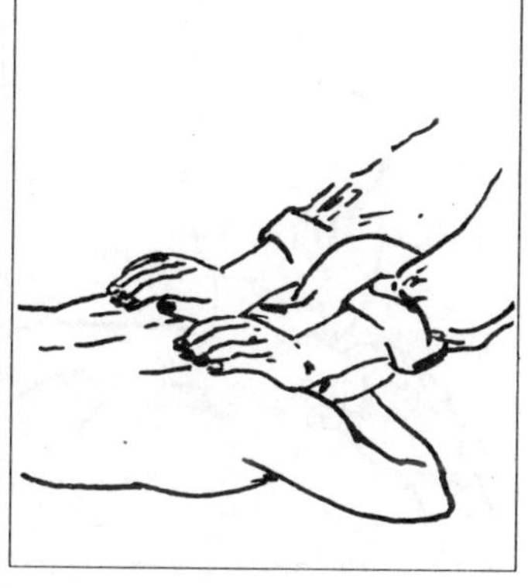

圖 2–13

反覆進行 5～8 遍，使頸項部肌肉、肌腱、韌帶盡量放鬆，緩解黏連（圖 2-14、15、16）。

3. 推拿大椎：患者體位同前。醫者兩拇指放於第七頸椎棘突大椎穴兩側，向內、向上、向下推壓，並向上、向外旋推，然後放鬆，重複 3～5 遍（圖 2-17）。

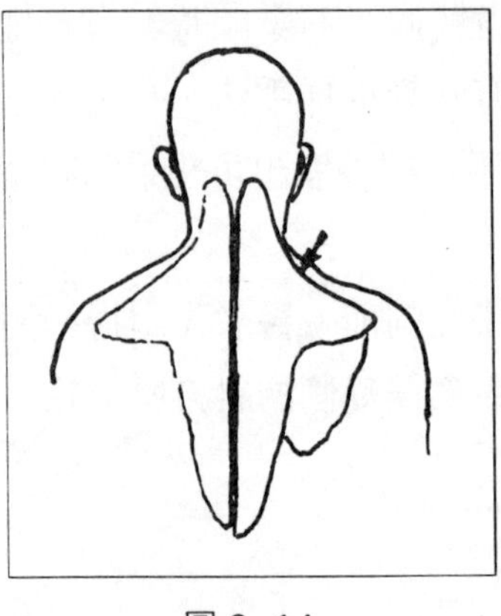

圖 2-14

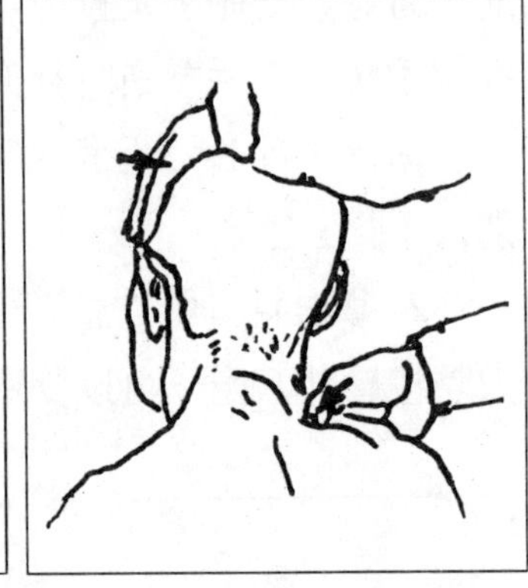

圖 2-15

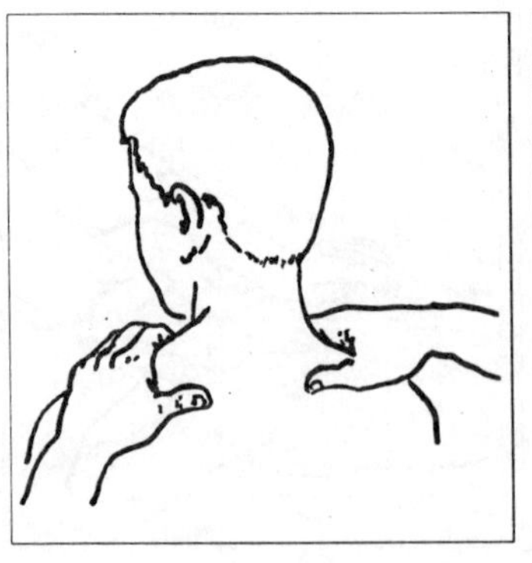

圖 2-16

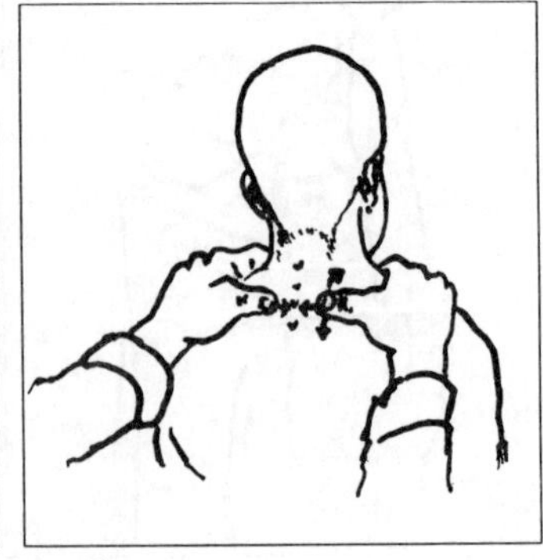

圖 2-17

4. 推揉骶棘肌：患者體位同前。醫者以右手拇指放於右側骶棘肌處，自頸部開始，自上而下，至腰骶部止，對骶棘肌施推揉手法。用力方向如圖18 箭頭所示，重複進行3～5 次，左右交替進行，也可左右手同時進行（圖 2-18）。

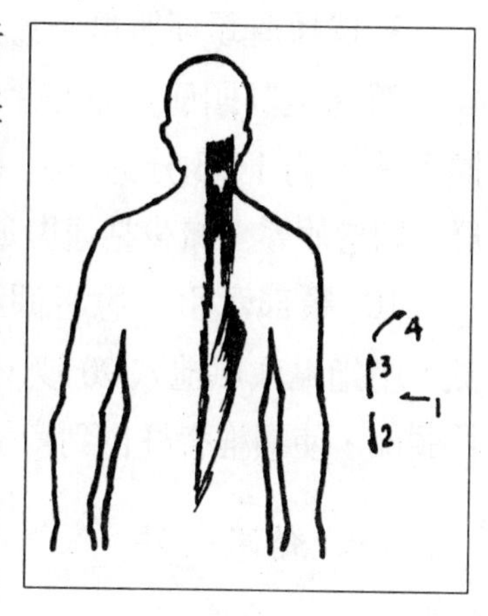

圖 2–18

5. 點天宗穴：患者體位同前。醫者雙手扶按於患者雙肩以固定，用拇指點按雙側的天宗穴 20 秒，使患者稍有痛感為度。

6. 彈撥肩胛骨脊柱緣：患者體位同前。醫者以右手拇指自肩胛骨內上角處起，自上而下，行彈撥手法。醫患均感有繩索狀改變，可重複彈撥手法 6～8 次，患者感覺輕鬆，或疼痛減輕、緩解，左右交替進行。

7. 彈撥提肩胛肌：患者體位同前。醫者以右手拇指於肩胛骨內上角提肩胛肌起點處，施彈撥手法，以緩解黏連，手法可持續 1～3 分鐘，左右交替，可使肩背及頸部倍感輕鬆。

8. 擦後背：患者體位同前。醫者以右手於肩背處施擦法，使其盡量放鬆，以緩解肩背部肌肉痙攣，持續 1～3 分鐘。

9. 按揉肩頸部肌群：患者取仰臥位。頭部左傾轉45°，醫者坐其頭前，以右手四指放其右側枕部，施按揉手法，約1～3分鐘，左右交替進行。可使頸部肌群、韌帶放鬆，減少黏連與壓迫，改善臨床症狀。

10. 頸部牽引：患者仰臥。醫者雙手拇指扶於前額，中指點住風池穴20秒，然後身體向後傾，輕輕牽拉頭部，使頸椎脊柱得到牽引，緩解壓迫症狀。

(三) 結束手法

1. 抖上肢：患者仰臥。醫者站於一側，雙手握住患者手腕，向其下肢方向做上下抖動約10～15秒，然後患者手臂外旋呈側平舉狀，繼續做上下抖動10～15秒，最後手臂上舉抖動10～15秒，然後復原。左右交替進行。

2. 掐合谷、列缺穴：患者體位同前。重複準備手法1。

3. 叩擊肩背：患者取坐位。醫者雙手半握拳，於患者身後，施叩擊之手法，遍及整個肩背部，同時囑患者輕輕活動肩背及頸部，持續約1～3分鐘，然後復原結束治療過程。

十、落　枕

落枕多發於成年人，兒童少年極為少見。成年人頸背部易發生勞損，在勞損基礎上，由於睡姿不正，使一側肌群在較長時間內處於過度伸展狀態，造成供血不足，加之受風著涼而發生肌肉痙攣，導致頸項疼痛轉動不靈。落枕其症雖可自癒，但輕者3～5天，重者可延續數週，若得不到及時而恰當的治療，有時可能繼發成頸椎病。

臨床表現：

患者主要表現爲一側（少數人雙側）頸項部在晨起後感到疼痛，肌肉繃緊僵直，頭向痛側傾斜，扭動頭部感到疼痛加重，並牽涉到肩背和上肢。眼看側面或向後看時，必須依靠軀幹的轉動才能使頭部轉向。檢查時，多可在胸鎖乳突肌、斜角肌、斜方肌處觸摸到僵硬而無彈性的條索狀物，此爲該肌肉痙攣所致。有時可在頸椎棘突兩旁觸及較深層肌肉的塊狀或片狀攣縮樣改變，有明顯壓痛，影響工作和生活。

推拿療法對落枕是行之有效的治療方法。

治療：

(一) 準備手法

1. 掐合谷、列缺穴：患者取坐位。醫者以拇指掐其合谷、列缺穴各20秒，左右交替。

2. 按揉風池、風府、天柱、肩井等穴：體位同前。醫者以拇指按揉風池、風府、天柱、肩井、大椎、天宗諸穴。左右交替，每穴按揉約20秒。

(二)治療手法

1. 拿肩井：患者取坐位。醫者立其後，雙手由內向外提拿兩側肩頸肌肉5～8遍，點按肩井穴20秒。

2. 按揉點撥頸項韌帶：體位同前。醫者以一手扶其前額，另一手由上至下按揉項韌帶，重複3～5次，然後以拇指指腹點住頸項韌帶，並向左右做橫向推撥手法，重複3～5次。

3. 揉捻斜方肌：患者體位同前。醫者立其身後，一手扶患者頭部起固定作用，另一手拇指指腹著力於枕骨粗隆處，其餘四指自然伸直，扶於頸肩部，醫者拇指指腹沿斜方肌走行至頸肩部施以揉捻之力。力求指力深透肌層，左右交替進行。每側施術1～3分鐘（圖2-19）。

4. 歸合頸項肌群：患者取坐位。醫者立其身後，上肢外展，雙手食指、中指、無名指、小指交叉，掌心相對，用力歸合挾按患者頸項部，一合一鬆，動作連貫，施力均勻，重複4～6次（圖2-20）。

5. 端牽頸部：患者體位同前。醫者以一手的食、中、無名三指指腹，由上至下反覆按揉痛點及附近處，約1～3分鐘。然後醫者立其一側，一手托住患者後枕部，一手掌扶托下頜，固定其頭部呈中立位，然後令患者吸氣，順勢用力端提頭部，呼氣時，在其自身重量對抗牽引下，形成端牽手法，切忌粗暴施力。

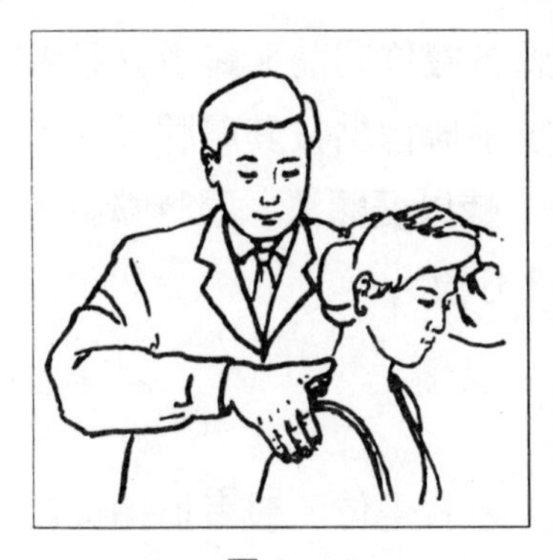

圖 2–19

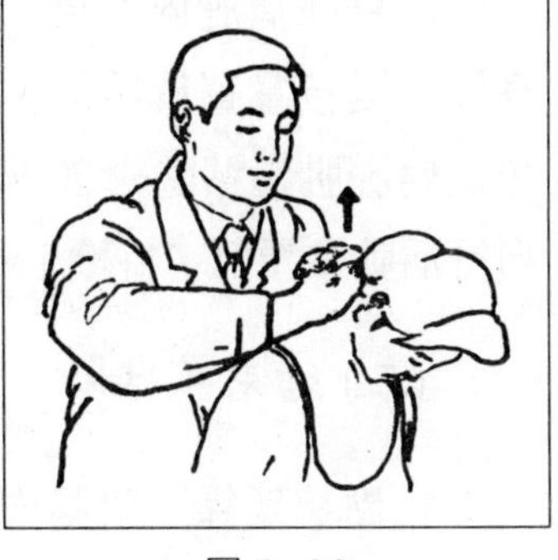

圖 2–20

此法可重複1～3次（圖2-21）。

6. 搖動頸部：患者體位同前。醫者立其一側，一手虎口部扶托患者後枕部，另一手掌貼按其前額，以患者用力為主，醫生用力為輔，做環轉搖動。要求速度緩慢，幅度由小到大，但不能超出其生理活動範圍。左右方向交替，各3～5次（圖2-22）。

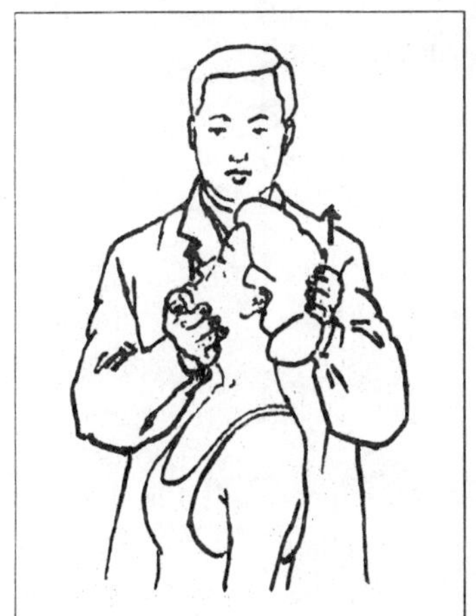

圖 2–21

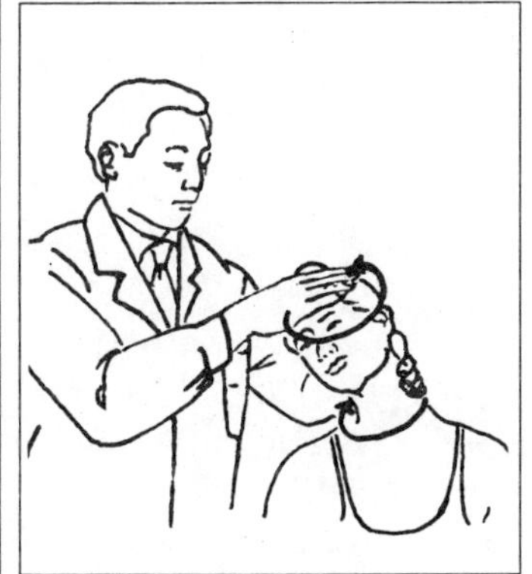

圖 2–22

7. 點按肩胛內上角：患者體位同前。醫者立患者身後，雙後掌置於肩部，雙手拇指點按其肩胛骨內上角提肩胛肌起點處約 20 秒，輔以振顫法。同時囑患者自行活動頭頸部，持續 1～3 分鐘。

(三) 結束手法

1. 點按懸鍾、附陽穴：患者坐位。醫者拇指按於附陽穴、懸鍾穴各 20 秒，然後囑患者做左右轉頭活動。左右交替進行。

2. 點按崑崙穴：患者體位同前。醫者以拇指點按崑崙穴 20 秒，囑患者做頭頸部的前屈後伸練習。

3. 叩擊後背：患者體位同前。醫者雙手半握拳，叩擊患者的雙肩及背部約 1～3 分鐘，使肩背部肌肉進一步放鬆，以鞏固治療效果。

囑患者多做頸部功能鍛鍊。

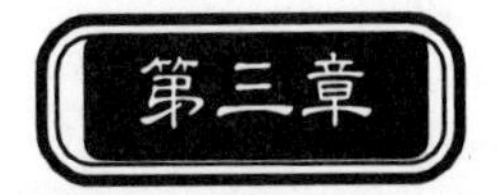

軀幹部常見傷病的推拿療法

一、提肩胛肌勞損

提肩胛肌位於頸部兩側斜方肌的深層，起於上四個頸椎的橫突，止於肩胛骨的內上角。主要作用是上提肩胛骨，肩胛骨固定時，則能使頸椎向同側彎曲。

長時間的伏案文筆工作、微機操作、視讀等，可使提肩胛肌長時間處於緊張狀態，導致提肩胛肌附著點出現無菌性炎症，炎性滲出物可使該肌與深層及周圍組織發生不同程度的黏連，使患者項背部產生一種麻木、酸痛或刺痛非常難受的感覺。

臨床表現：

主要表現爲項背部麻木、酸痛或刺痛，遇冷及天氣變化可使疼痛加劇，活動後有所減輕。患者常以聳肩、縮頭緩解疼痛，嚴重者頸項及肩背部感覺下降，可與頸椎綜合症症狀同時出現。檢查時頸椎上段可有壓痛，在肩胛骨內上角及順該肌走行方向可觸及條索狀樣改變，有剝離感，壓之酸痛，周圍軟組織僵硬，彈性下降。提肩胛肌勞損使用推拿按摩療法臨床效果較好。

治療：

(一) 準備手法

患者取俯臥位，全身放鬆，雙臂平放，貼放於軀幹兩側，或自然垂於診床兩側。雙腿自然分開，雙足以腳面外側平貼於床面。

醫者立於病人左側，雙手在病人後背施推摩手法，先後推至左右肩頭，施按壓手法。重複2～3遍。

(二) 治療手法

1. 按揉肩背部：患者取俯臥位。醫者以右手掌按患者右肩，施按揉手法並漸漸向腰部移行，自上而下，重複3～5次，左右交替進行。

2. 點按肩中俞、肩外俞、天宗、大椎穴：患者體位同前。醫者以雙手拇指點按肩中俞、肩外俞、天宗、大椎穴各20～30秒，可有較好的止痛效果。

3. 按揉肩背部：重複治療手法1。

4. 按揉頸項部：患者俯臥。醫者以右手拇指沿風府穴向下至大椎穴施按揉手法，或推揉頸項正中處，自上而下重複3～5遍。之後，沿一側風池穴向下至風門穴按揉頸部肌肉群3～5遍。一側完成之後再施術於另一側，使頸部肌肉充分放鬆。

5. 彈撥、理順提肩胛肌：患者體位同前，提肩胛肌的起點是肩胛骨的內上角。醫者一拇指於該處及相鄰處重施彈撥、理順手法，可觸及條索狀改變。施術時間可稍長，以改善黏連，增加肌肉彈性。多數患者經治療後臨床症狀有明顯改善。

6. 推雙肩：患者體位同前。醫者坐於患者頭前，左手扶其右肩，右手掌放其左肩頭施推揉手法 1～3 分鐘。左右側交替。經此手法，大部患者酸麻刺痛症狀明顯改善。

7. 擦後背：患者體位同前。醫者在其肩背部施法擦 1～3 分鐘。

8. 點按肩中俞、肩外俞、天宗、大椎穴：重複治療手法 2。

(三) 結合手法

患者體位俯臥。醫者雙手半握拳，交替叩擊患者肩背部 1～3 分鐘，結束治療過程。

二、菱形肌損傷

菱形肌損傷是引起背肩部疼痛的一個重要原因。菱形肌位於斜方肌的深層，在提肩胛肌的內下方，起點是頸椎 6～7 和胸椎 1～4 的棘突，肌束斜行向外下，止於肩胛骨的脊柱緣。

遠程的肩挑背扛，長時間地手提重物，都可造成菱形肌超量負荷，久而久之形成菱形肌的勞損，一次超大重量負荷可致急性損傷。

臨床表現：

急性者常以肩背部及肩胛骨脊柱緣與脊柱之間疼痛和聳肩功能受限爲其主要特徵。

慢性勞損者多有一慢性發病過程，初起爲酸、脹、麻木等不適感，後來發展到持續性疼痛，可向肩部、頸部、腰部放射，患者頸背肌肉僵硬、疼痛、仰頭及聳肩可使其加重。

檢查時一般無明顯外觀異常，觸診時可在該肌肉區域沿走行方向觸及條索狀改變，或感到凹凸不平，或軟硬組織相間有壓痛。

治療：

(一) 準備手法

準備手法同「提肩胛肌勞損」準備手法。

(二) 治療手法

1. 擦後背：患者俯臥。醫者在患者後背及痛點附近施擦法 1～3 分鐘，使後背肌群發熱，充分放鬆，緩解黏連。

2. 按揉肩背部：患者體位同前。醫者以右手掌按於右肩施按揉手法，逐漸移行，自上而下，反覆進行 3～5 遍。左右側交替進行。

3. 點按肩井、天宗諸穴：患者體位同前。將患側上肢屈肘，前臂向後背至最大限度置腰部，醫者以拇指點按附分，魄戶、膏肓、神堂、譩譆穴各 15～20 秒，然後，手臂復原，再點按肩井、天宗穴各 15～20 秒。

此套手法施於患側為主，也可兩側同施。

4. 彈撥菱形肌：患者俯臥。醫者用中、食二指併攏觸壓並探查痛點及發硬發僵的肌肉組織。隨之以拇指施彈撥手法。要求拇指彈撥方向與肌束垂直，反覆進行 3～5 遍，再用拇指順肌纖維方向順推 3～5 遍，最後用拇指指腹或小魚際順壓 3～5 遍。

5. 推雙肩：患者體位同前。醫者坐於患者頭前，左手扶其右肩，右手掌放其左肩頭，施推揉法 1～3 分鐘，左右交替進行。手法熟練者也可雙側同時進行。

(三) 結束手法

1. 點大椎、殷門諸穴：患者俯臥。醫者以拇指點按大椎穴 15～20 秒，稍後，以雙拇指點左右側殷門、委中、承山穴各 15～20 秒。

2. 叩擊後背：患者體位同前。醫者雙手半握拳，叩擊肩背部及下肢後側，左右手交替，速度逐漸加快，力度適中，促其全身放鬆，施術 1～3 分鐘，結束治療過程。

三、慢性腰腿痛

慢性腰腿痛是一組症狀而不是一個獨立的疾病。引起腰腿痛的原因很多，臨床上以腰部軟組織的積累性損傷、超負荷勞動、維持一種姿勢過久及姿勢不良導致局部負荷過大，或感受風寒、潮濕等所致的腰腿痛較為多見，如急性腰損傷後遺症，脊柱和下肢的畸形，使腰部的活動失去平衡，而使相鄰或對應部分肌肉長期處於緊張狀態，久而久之發生細微的損傷，嚴重者造成肌肉、關節囊、滑膜、韌帶等組織充血腫脹、黏連、變性，使肌組織彈性和收縮能力下降，活動範圍受限。

另外，某些退行性病變，如老年性骨質疏鬆症、腰椎骨質增生，也可引起慢性腰腿痛。彎腰過度、咳嗽、打噴嚏、大聲說笑、腹部用力、天氣變化等都可使疼痛加劇，而休息後或工作不甚勞累時有所減輕。

治療：

(一) 準備手法

1. 點按承山、委中、殷門、承扶穴：患者取俯臥位。醫者於患者一側以拇指（或肘尖）點按承山、委中、殷門、承扶穴各 20～30 秒，產生酸麻脹痛感，左右肢交替進行。

2. 推摩腰背肌群：患者體位同前。醫者立患者左側，雙手在患者腰背處施推摩法，使其盡量放鬆，施術時間1～3分鐘。

(二) 治療手法

1. 拿揉腰肌：患者俯臥。醫者立於左側，雙手併攏，拇指外展，其餘手指伸直，拿住兩側的腎俞穴，交替拿揉，從上而下至雙側上髎穴，反覆15～20次。

2. 點按、彈撥骶棘肌：患者體位同前。醫者以一手的食、中、無名指的指腹及指端點按脊柱一側的骶棘肌，自上而下點按並隨之做橫向彈撥，每側肌群施術15～20遍。左右交替進行（圖3-1、2）。

3. 推搓八髎：患者俯臥。醫者以一手之掌根部反覆、快速地推搓八髎穴，以局部生熱並熱透為佳。

4. 後牽腰關節：患者俯臥。一側下肢屈膝90°，醫

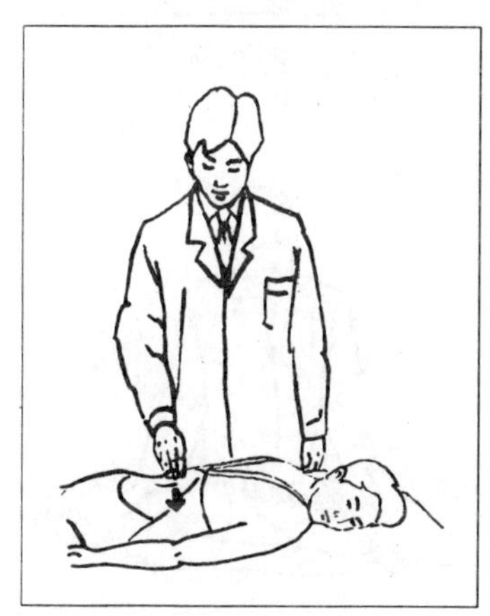

圖 3–1

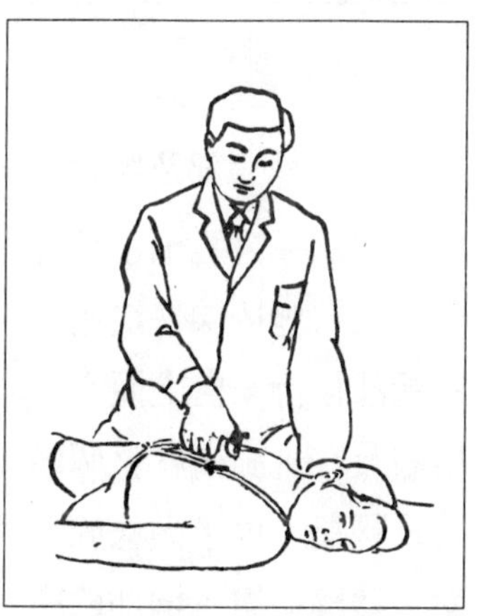

圖 3–2

者立於另一側，一手掌向下按壓腰部，另一手握住踝關節向後上方牽撥。要求用力輕柔、協調、平穩。一側完畢，同法施術於對側（圖 3-3）。

5. 扳肩關節：患者俯臥。醫者以一手扶按腰骶部用力下按，另一手抓握其肩頭向上扳動，形成同時相反方向的交錯用力，左右交替各重複 1～3 次（圖 3-4）。

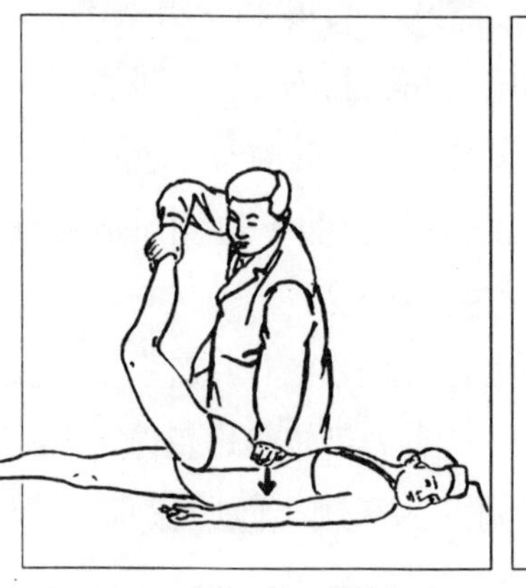

圖 3–3

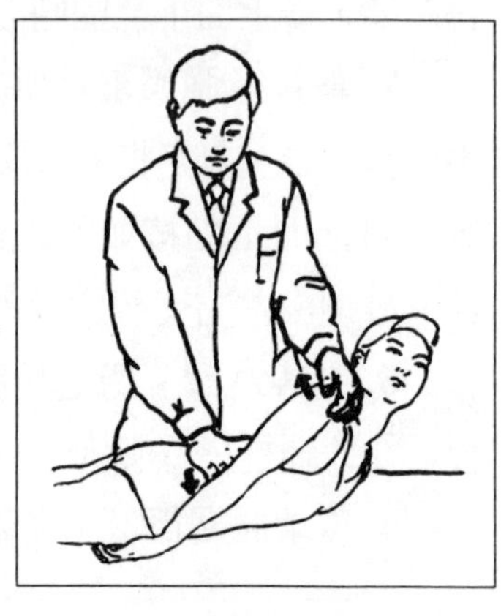

圖 3–4

6. 推揉肩部及腰骶：患者俯臥。醫者單手掌置患者右肩施按揉手法並向腰骶部移行，自上而下，自右及左，施術於整個肩背及腰骶，以求徹底放鬆，緩解痙攣，增加軟組織彈性（圖 3-5）。

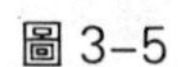

圖 3–5

7. 壓、迫、提腰骶部：醫者以雙手掌重疊按於腰骶部，施壓、迫、提之手法，即雙手掌重疊向下按壓，壓至一定程度時，停止下壓並迅速抬離，使腰骶部向上反彈，全手法可重複 2～3 遍。忌用蠻力。

8. 擦腰背及下肢肌群：體位同前。醫者在患者後背、腰及下肢等處施擦法 1～3 分鐘。

(三) 結束手法

1. 拿捏下肢肌肉群：患者俯臥。醫者用雙手由上而下拿捏下肢後部肌群，重複施術 3～5 遍，左右肢體交替進行。

2. 叩擊腰背：患者體位同前。醫者雙手半握拳，叩擊腰背及周圍組織 1～3 分鐘，結束治療過程。

四、急性腰扭傷

腰部急性扭傷是臨床上常見的損傷，以青壯年為多見。本症可傷及腰骶部的肌肉、韌帶、關節、骨膜等組織，如傷後治療不當，可演變為慢性腰痛。

具體講，因姿勢不正或突然改變體位，或咳嗽、打噴嚏而發生損傷者謂之閃腰。因搬抬重物、提位、扭轉而損傷者謂之扭腰。因直接外力打撲挫傷者謂之挫腰。故閃腰損傷較輕，扭腰較重，挫腰視其外力大小決定病情輕重。

臨床表現：

患者扭傷後，在當時尚能勉強維持工作，但經過休息後，由於深部組織出血腫脹，使腰部疼痛加劇，嚴重影響機能活動，甚至輕微的體位變化與活動都可使疼痛加劇。檢查時，可見局部肌肉僵硬、壓痛、肌肉腫痛痙攣，嚴重者腰椎的生理曲線有不同程度的改變，前凸減少或向左右側彎。

急性腰扭傷早期因肌肉韌帶、關節囊等軟組織血管破裂引起出血腫脹，傷後1～2天內可施冷敷，使受傷部位的血管收縮，防止繼續出血以減輕疼痛。同時臥床休息，減少活動，放鬆肌肉，爲撕裂的軟組織的修復及滲液瘀血的消散吸收創造條件。

治療：

(一) 準備手法

1. 掐合谷、後谿、手三里、腰痛諸穴：患者取坐位，或在不增加痛苦的情況下成站立位。醫者掐其合谷穴、後谿穴、手三里穴、腰痛穴，各20秒左右。左右交替進行。其間囑患者同時配合腰部活動，大部分患者可症狀減輕。

2. 按揉承山、委中、殷門、承扶諸穴：患者取俯臥位。醫者用拇指點按承山、委中、殷門、承扶穴各20秒，使之產生較強的酸脹或稍痛的感覺。

(二) 治療手法

1. 擦痛點：患者俯臥。醫者在其痛點處及其周圍施擦法 1～3 分鐘，以減輕疼痛，鬆弛肌肉組織（圖 3-6）。

2. 推摩腰部：患者體位同前。醫者以雙手拇指置雙側關元俞穴，向上推摩，經大腸俞、氣海俞、腎俞、三焦俞至胃俞止，每穴推摩 15～20 次，全過程重複 3～5 遍，使局部出現溫熱感。

3. 按揉腰部：患者俯臥。醫者用前臂背側緊貼患者患病部位，屈肘約 90°，沉肩鬆腕，以上臂帶前臂做左右推動，繼而旋轉揉動，其作用面積大，施力均勻溫和，可有效緩解肌肉痙攣，施術約 1～3 分鐘（圖 3-7）。

4. 推按下肢肌群：患者俯臥。醫者於一側，握拳，拳心向下，以四指中節背側面及拳根著力，自小

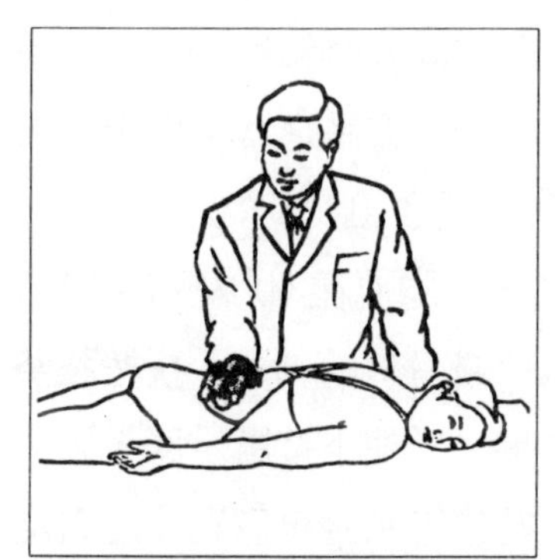

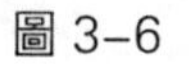

圖 3-6

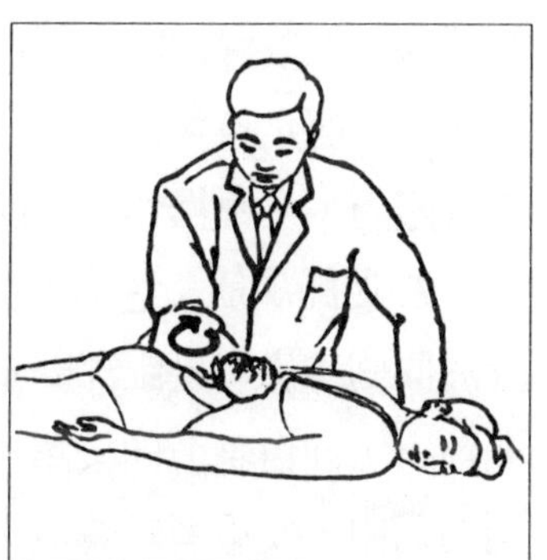

圖 3-7

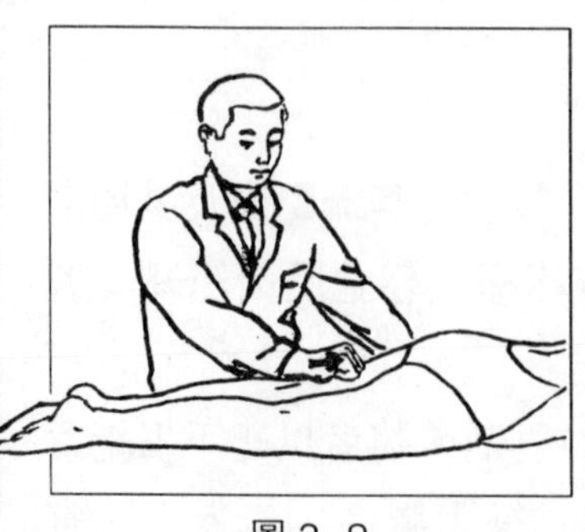
圖 3–8

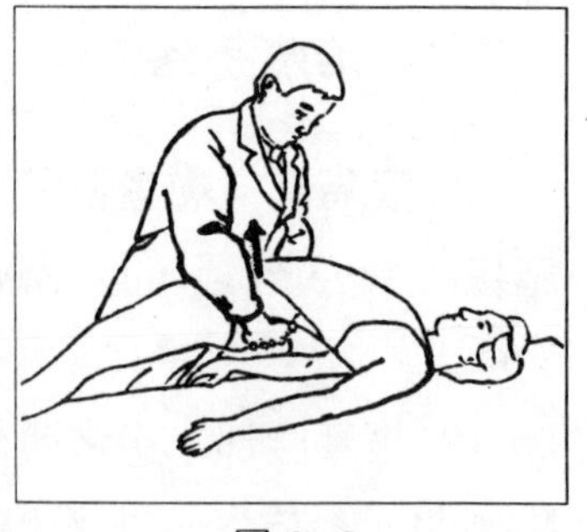
圖 3–9

腿向上推進，重複 5～8 次，左右肢交替進行（圖 3-8）。

5. 托挺腰臀：患者仰臥。醫者立於一側，俯身向前，雙手分別從兩側環抱患者腰部，囑其挺腰抬臀，同時雙手用力向上端托，使患者腰臀部離開床面，處於過伸狀態。此手法可重複 2～3 次，忌粗暴用力。速度不宜過快（圖 3-9）。

6. 搖頭擺尾法：患者仰臥，雙下肢併攏，屈髖屈膝。醫者立於一側，一前臂按壓雙膝關節前方，一手抓握雙踝，以雙臂同時向相反的方向施交錯推拉之力，使頭與臀部隨之自然擺動，形似搖頭擺尾之狀，要求用力穩妥靈巧，反覆操作 4～6 次（圖 3-10）。

7. 屈腿展筋：患者仰臥，直腿屈髖 90°左右。醫者立於同側，患者足跟部緊抵於醫者肩前，一手扶按膝關節前方，向自身方向按壓。另一手朝下按壓足底，要求用力適中，使患者腰臀肌肉韌帶得到牽拉放鬆。左右交替，各重複 4～6 次（圖 3-11）。

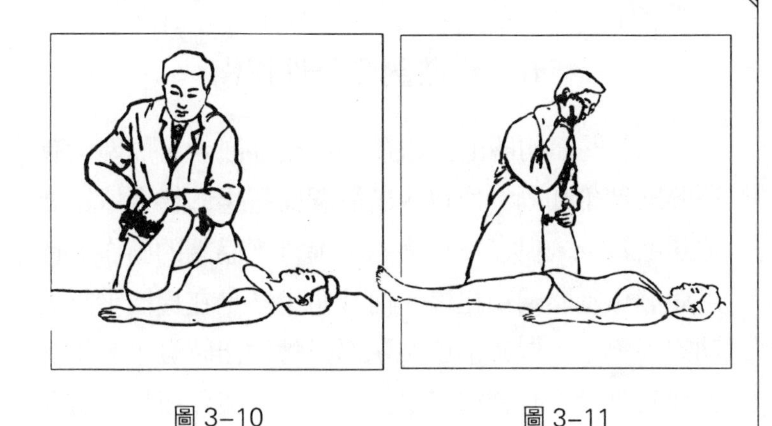

圖 3–10　　圖 3–11

(三) 結束手法

反背懸垂：醫者與患者背對背站立，雙手臂分別挽於患者兩臂，使患者背部緊貼醫者背部，以防滑脫。醫者兩腿開立，與肩同寬，緩慢俯身彎腰，將患者背起懸空，以臀部頂住患者腰部，同時做左右和上下的搖晃擺動，使患者的腰椎、肌肉軟組織等充分受到牽拉。此時患者頭部盡力後傾，雙腿自然下垂，全身自然放鬆，待醫者施用顛、晃、搖擺手法後，再使患者輕輕站於地面，還原，結束治療過程（圖 3-12）。

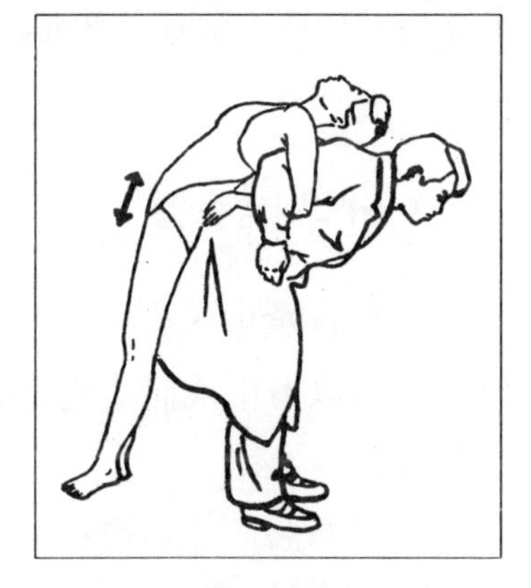

圖 3–12

五、骶髂關節急性扭傷

骶髂關節的關節面粗糙不平相互嵌合，周圍又有堅強的韌帶加固，所以，骶髂關節扭傷的機會遠比其他關節為少。但在不良姿勢下進行不協調的動作，也可能發生骶髂關節扭傷，而且扭傷多是在機體平衡失調的姿勢下，做髖部或腰骶部扭轉動作時發生，如打籃球起跳投籃時被對方阻攔，在空中突然扭轉身體改變體位，落地時單腿支撐不穩，常發生骶髂關節扭傷。也有人上自行車時，或半蹲位時突然扭轉身體導致骶髂關節扭傷。

臨床表現：

患者傷後即感到腰骶部劇痛，患側下肢不能支撐，站立時軀幹向健側傾斜，步行困難，患者不能平臥，腰部肌肉緊張，腰部脊柱也常顯側彎等症狀。骶髂關節X線檢查可見骶髂關節半脫位的情況。

治療：

(一) 準備手法

1. 點按承山、委中、殷門、承扶諸穴：患者俯臥位。醫者以拇指或肘尖點按承山，委中、殷門、承扶穴各20秒。

2. 搓八髎：患者體位同前。醫者以一手掌來回快速推搓八髎穴1～3分鐘，至透熱為度。

(二) 治療手法

1. 按揉腰臀部肌肉：患者俯臥位。醫者以右手按揉腰背，腰臀部肌群，自上而下，反覆3~5次。左右交替。

2. 點按腰臀部諸穴：患者體位同前。醫者以單手或雙手拇指點按，按揉腎俞、腰眼穴各20秒，繼之點按、按揉環跳穴、秩邊穴各20秒。左右交替。

3. 壓、迫、提骶髂部：患者體位同前。醫者雙掌相疊於患側骶髂關節處，做壓、迫、提之手法，重複3~5次，有助於骶髂關節的迅速復位。壓、迫、提之手法可參考「急性腰扭傷」治療手法6。

4. 按骶髂後扳腿：患者俯臥。醫者立一側，一手扶按腰骶相應部位，另一手向上托扶一側膝關節前方，先輕搖其下肢，然後雙手一上一下交錯用力扳動，重複1~3次，左右交替，注意施治時謹慎穩妥，用力剛柔相濟，勿施暴力強扳，以免形成新的損傷（圖3-13）。

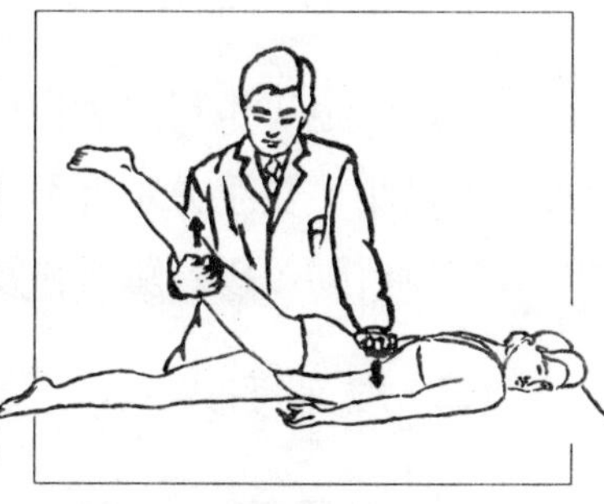
圖 3-13

5. 側扳：患者側臥。上肢屈付後伸。同側下肢屈髖屈膝，對側下肢伸直。醫生立於患者腹側，雙上肢屈肘，以一肘後部按壓患者肩關節前方，另一肘關節下壓臀外側，兩肘部先同時向前後擺動，以搖晃放鬆軀幹部，反覆 2～4 次後，兩肘再徐徐向下行按壓之力，至適度時，再稍加施力，即可聞及「喀喀」之聲。一側完成，同法操作對側。要求用力穩妥適中，以患者有輕鬆感為宜（圖 3-14）。

6. 上下肢對拉：患者仰臥，右腿屈膝屈髖。醫者以右手下按其右膝關節外側，醫者左手與患者左手相握，行相反方向的推拉交錯用力。一側完畢，更換另一側，為了復位骶髂關節，解除黏連，緩解疼痛常用此手法（圖 3-15）。

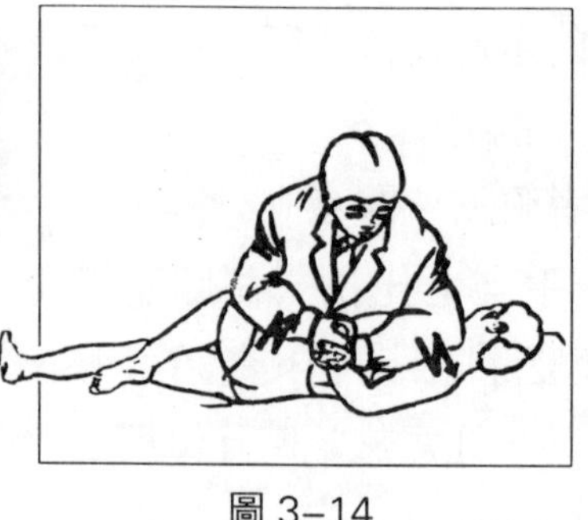

圖 3–14

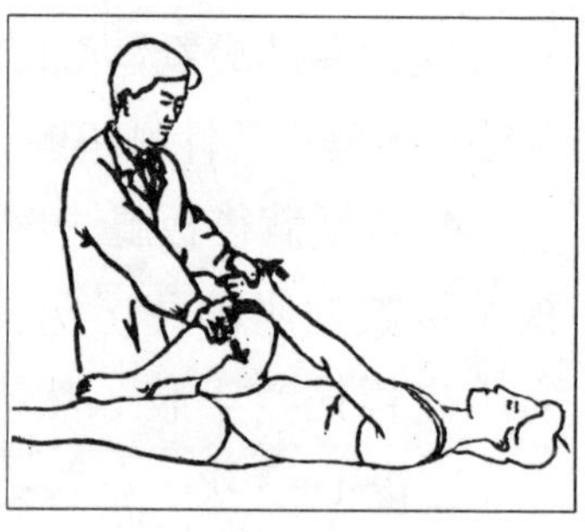

圖 3–15

7. 牽抖骶髂關節：患者俯臥。助手站其前方，扶按雙肩以固定（也可患者自己手拉床沿固定體位）。醫者立於足側，雙手分別握緊兩踝部，做左右和上下方向的牽拉與抖動，以鬆解腰骶及骶髂關節（圖 3-16）。

(三) 結束手法

1. 按揉腰骶：患者俯臥。醫者於一側，在患者腰骶及肩背，下肢後側廣施按揉手法 1～3 分鐘，以求其較大程度地放鬆（圖 3-17）。

2. 叩擊腰骶、肩背：患者體位同前。醫者於一側，在患者腰骶部及肩背等處施叩擊手法 1～3 分鐘（圖 3-18）。

3. 團身滾動：患者仰臥，雙下肢屈膝屈髖。醫者立於一側，一手前臂按壓其雙膝前下方，另一手掌心向上扶托臀部，雙臂一托一按，向上、向下同時交錯用力，反覆操作 2～3 次，然後復原結束治療過程（圖 3-19）。

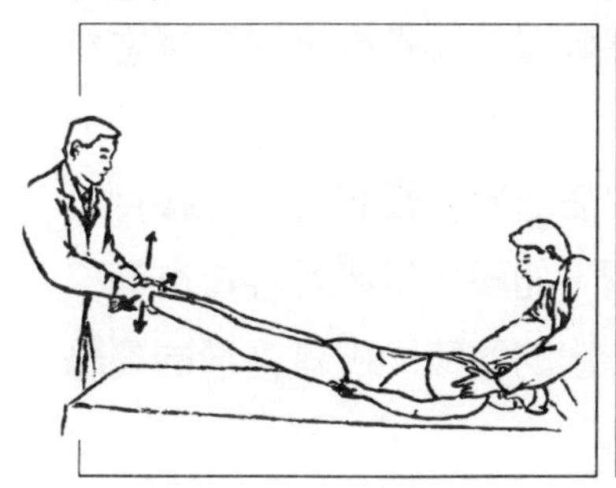

圖 3–16

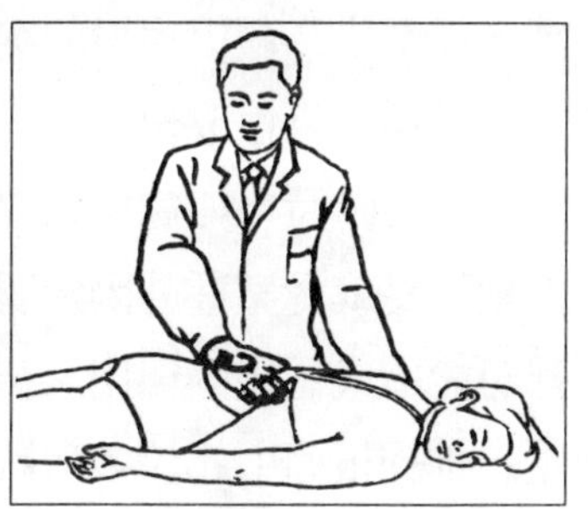

圖 3–17

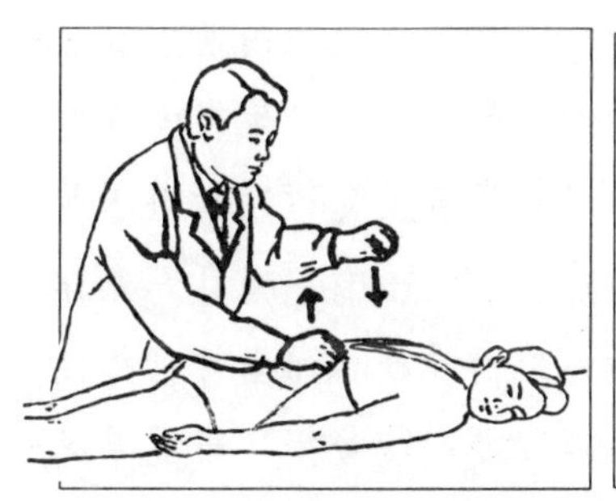

圖 3–18

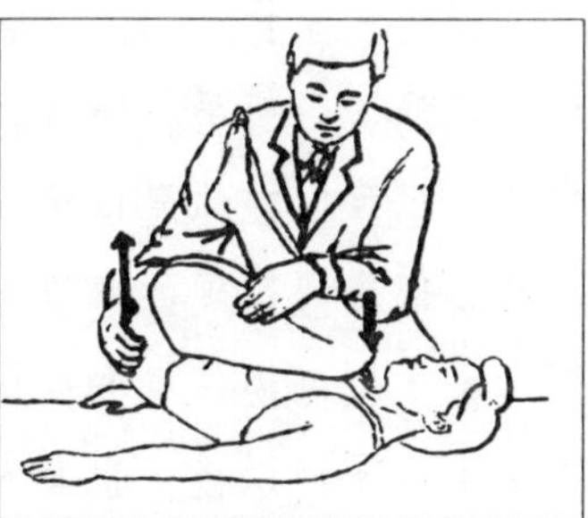

圖 3–19

六、腰椎間盤突出症

腰椎間盤突出症是指腰椎間盤的纖維環破裂，髓核突出，壓迫神經根或脊髓而引起一系列的症狀。椎間盤突出可發生在脊柱的頸段和腰段，而腰段的發生率較高。患者多為青壯年，男性多於女性。這是引起腰痛、坐骨神經痛的主要原因之一。

人在30歲以後，椎間盤各個部分包括髓核、纖維環、軟骨板等都有不同程度的退行性病變，水分減少和不斷纖維化，導致彈性減退。纖維環可發生向心性裂隙，以至成為髓核病變的突破口。軟骨板可逐漸發生骨化。這種退行性改變因人而異，遲早不一。當纖維環退化出現裂隙時，如髓核未退變處於膨脹狀態，在腰背肌力量不足或受某種外因影響，如腰扭傷或彎腰負重等，都可能造成髓核的突出。突出的髓核沖破纖維環的裂隙壓迫神經根而引起諸多症狀。

臨床表現：

腰痛和坐骨神經痛是腰椎間盤突出症的兩個主要症狀。腰痛，一般呈持續性鈍痛或隱痛，可發生在受傷的當時，也可以在休息以後。多數患者呈進行性加重，並伴有腰部發僵發硬的感覺。疼痛可因咳嗽、喊話等動作而加重，也可因休息和變換體位而減輕。而坐骨神經痛多發生在腰痛以後，也有人與腰痛同時發生。表現爲疼痛從臀部開始向大腿後側、膕窩、小腿外側和足底、足趾放射。病情較輕的慢性患者常感到軀幹後的半邊腰骶部發涼，感覺下降。

檢查時可有壓痛或串痲現象，病人多脊柱側彎，跛行，翻身困難，病程長者還可能出現廢用性肌萎縮，影響生活和工作，十分痛苦。

治療：

(一) 準備手法

患者取俯臥位。全身放鬆，上肢貼放於軀幹兩側，兩腿自然分開，伸直，兩腳以腳面外側平貼於床面。醫者於患者左側站立，雙手置患者腰背施推摩法，先後推至左右肩頭，並於肩頭施按壓之法。再回到腰部，經大腿後側至左右足跟，於足跟處輕輕按壓。此手法重複3～5次。

(二) 治療手法

1. 點按承山、委中、殷門、承扶、環跳穴：患者俯臥。醫者以拇指或肘尖點按承山、委中、殷門、承扶、環跳穴各20～30秒，左右側交替進行。

2. 按揉肩背、腰背肌群：患者體位同前。醫者以右掌按置於患者右肩，施按揉手法，逐漸下移至腰部，自上而下，重複5～8次，左右交替進行。

3. 按揉下肢後側肌群（輔以提拿手法）：患者體位同前。醫者自患者臀下方開始至小腿跟腱處止，反

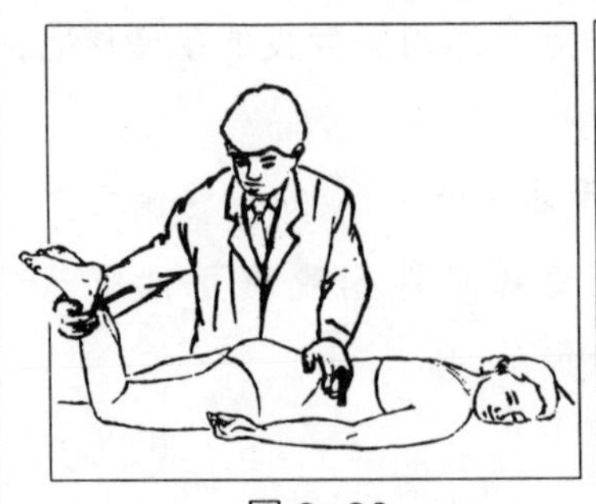

圖 3-20

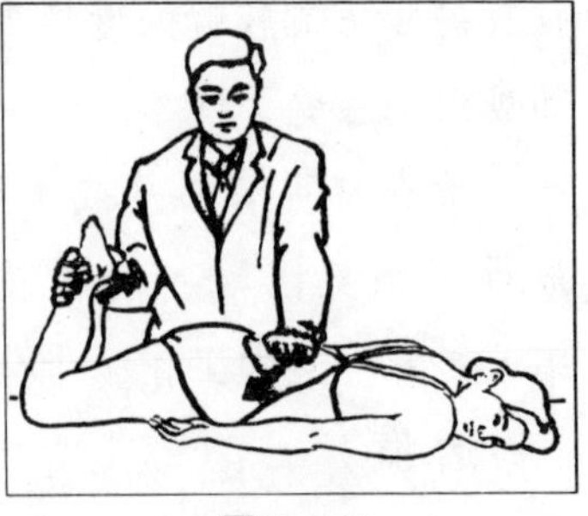

圖 3-21

覆按揉，提拿 10～15 次，然後自下而上推摩 3～5 次，左右交替進行。

4. 推摩腰部骶棘肌：患者體位同前。醫者雙拇指置其關元俞穴，先施力向下點按，然後向內（正中線方向）、向下、再向上用力擠按，最後將拇指向外旋轉分開，放鬆於原處。依次於大腸俞、氣海俞、腎俞、三焦俞、胃俞、施用此手法，重複 1～3 遍。

5. 搖擺、推按腰部：患者俯臥，雙腿併攏屈膝約 90°，足心向上。醫者於一側，一手扶推雙踝關節，另一手置其腰部，屈腕下壓拉腰，如此兩手臂一推一拉，前後交錯用力，有助於突出的椎間盤復位。要求推拉速度適中，幅度不宜過大（圖 3-20、21）。

6. 拔晃腰部：患者俯臥位。醫者立於一側，一手掌心向下扶按於腰部，另一手掌心朝上五指併攏托扶於雙膝關節前上方處，向上托起以按腰之手為軸心，先向下按壓，再做順時針或逆時針方向的環轉拔晃，雙手用力應協調柔緩，平穩持續，幅度由小漸大，反

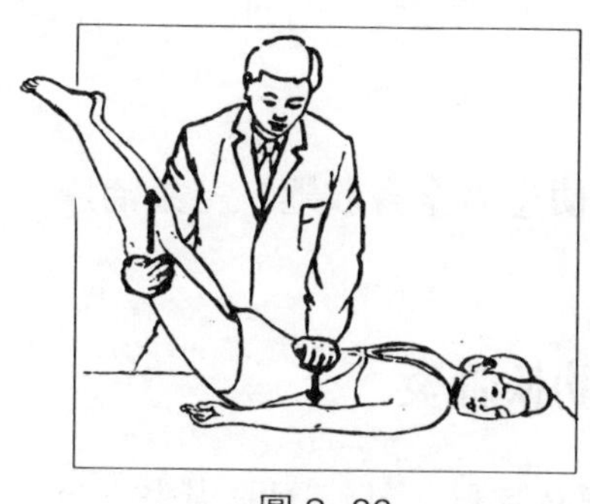

圖 3–22

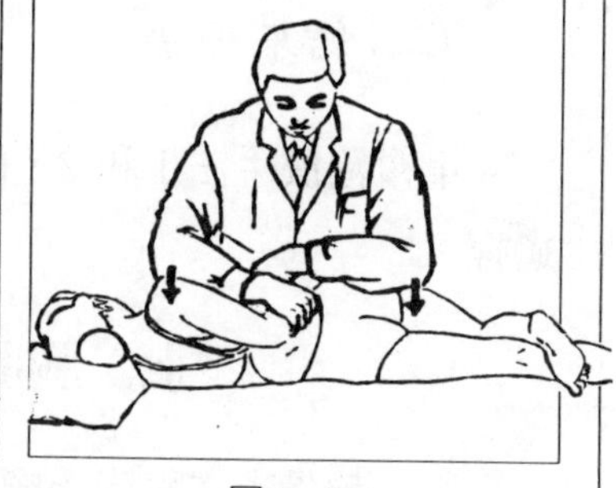

圖 3–23

覆操作 4～6 次為宜（圖 3-22）。

7. 側扳：患者取側臥位，上肢屈肘後伸，同側下肢屈髖、屈膝，對側下肢伸直。醫者立於患者腹側，雙上肢屈肘，以一肘後部按壓患者肩關節前方，另一肘關節下壓臀外側，兩肘部先同時向前後擺動，以放鬆軀幹部，反覆 2～4 次後，兩肘再徐徐向下同時行按壓之力，至適度時，再稍加施力，即可聞及「喀喀」之聲。一側完成，同法操作對側（圖 3-23）。

8. 滾動捲腰：患者仰臥。醫者立於一側，協助其雙下肢併攏，極度壓髖屈膝，低頭，雙手緊抱於膝關節下方。醫者一手向上托扶頸後，一手扶於雙小腿前方，並向下按壓使其團身。如此雙手一上一下交錯用力，使患者自臀至肩呈連續滾動狀態。反覆 2～4 次（圖 3-24）。

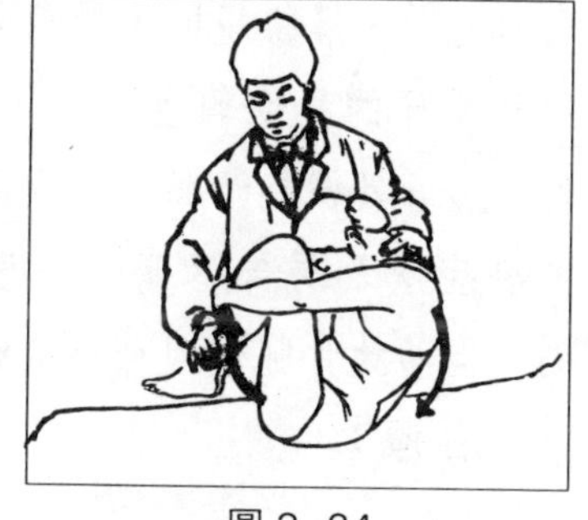

圖 3–24

(三) 結束手法

重複治療手法1和2，使患者全身放鬆，結束治療過程。

七、胸肋軟骨炎

胸肋軟骨炎在臨床上頗為常見。其病因雖尚未十分清楚，但大多學者認為與上肢反覆操作活動，力傳達至胸肋關節軟骨造成長期摩擦而勞損，形成胸肋關節錯位並導致局部滲出水腫及周圍軟組織增生，纖維化和疤痕化，因而造成了局部隆起與壓痛的一種無菌性炎症。

臨床表現：

胸肋軟骨炎起病緩慢，典型的臨床症狀就是受累及的肋軟骨腫大，隆起的局部有明顯的疼痛與壓痛。多數病例病變僅侵犯一側單根肋軟骨，但也有一側多根或雙側肋軟骨同時受累。病變的好發部位爲第2~4肋軟骨，以第2肋軟骨最爲常見。病變的肋軟骨粗大隆起，表面光滑，邊緣規則，局部無紅腫等炎症表現。患處疼痛和壓痛的程度輕重不一，嚴重者可牽涉到上肢及軀幹，影響其機能活動，腫大區拒絕按壓。胸肋軟骨炎的主要症狀及局部疼痛一般歷時2~3個月後可自行消失，但肋軟骨腫大則可持續存在多年。

治療：

(一) 準備手法

1. 點合谷、內關、支溝穴：患者仰臥位，上肢平放於軀幹兩側，下肢自然伸直。醫者以雙手拇指點按雙側的合谷穴、內關穴、支溝穴各 20 秒左右。

2. 點按陽陵泉、足三里、三陰交穴：患者體位同前。醫者以拇指點按陽陵泉、足三里、三陰交穴各 20 秒，左右側交替。

3. 按揉、提拿上肢：患者體位同前。醫者以手掌按揉整個上肢，輔以捏、拿手法至腋下處，約 1～3 分鐘，左右交替。

(二) 治療手法

1. 按揉、推抹胸大肌處：患者仰臥。醫者以大魚際、小魚際處按揉、推抹胸大肌處 1～3 分鐘，並在軟骨發炎部位反覆按揉，使局部發熱，促進血液循環。

2. 捋理胸骨：患者仰臥位。醫者立其一側，雙手拇指伸直，以指腹自胸骨角向下交替捋理至劍突。施術時雙拇指與胸骨體垂直，用力適度，捋理 20～30 次（圖 3-25）。

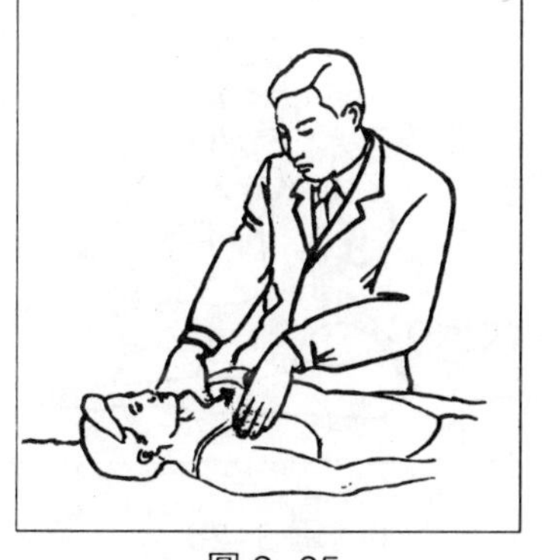

圖 3–25

3. 點按天突、璇璣、華蓋諸穴：患者體位同前。醫者以中指或拇指於天突至中庭穴施點按及按揉手法。其中包括璇璣、華蓋、紫宮、玉堂、膻中穴。以膻中穴、玉堂穴、紫宮穴為重點，反覆施術 3～5 遍，然後點振膻中、紫宮二穴，以寬胸理氣，強心益肺（圖 3-26）。

4. 推抹、順理肋間隙：患者仰臥。醫者以兩手拇指順沿肋間隙，自胸骨體一側，同時向兩側推抹，順理至腋後線處，自上而下，反覆進行 6～8 次，並輔以彈撥手法，有利於剝離黏連組織，解除痙攣與疼痛。對女性患者施術時，需繞開其雙乳，用力柔和均勻，呼氣時推，吸氣時停（圖 3-27）。

5. 點揉胸肋關節：患者體位同前。醫者以食、中、無名三指自然分開，微屈，分別點揉於患側胸肋關節處，以指腹進行點壓、推揉 3～5 分鐘。

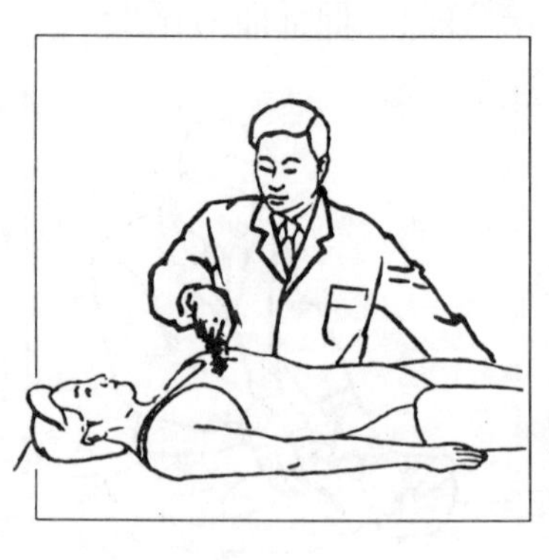

圖 3–26

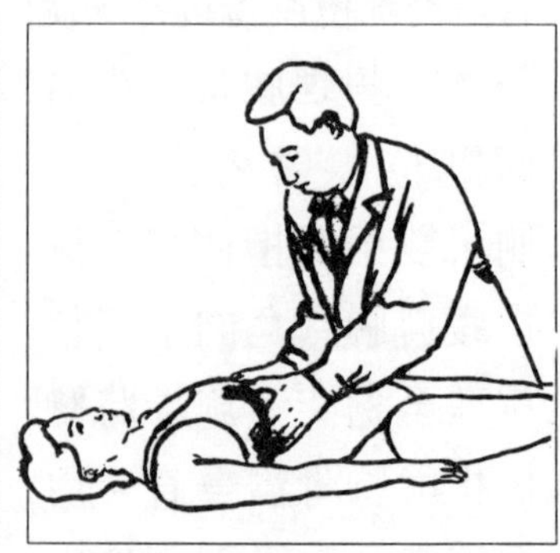

圖 3–27

㈢ 結束手法

1. 推摩胸壁：患者取坐位姿勢。醫者立其一側，一手抓握其手腕，使其充分上舉，同時另一手掌自上而下推摩整個胸壁 3～5 次，左右交替進行。

2. 輕叩肩背：患者端坐，手臂自然下垂。醫者半握拳，左右手交替輕叩肩背處 1～3 分鐘，結束手法治療。

八、胸壁挫傷與閃腰岔氣

胸壁是以胸椎、胸骨、肋骨和肋軟骨及其有關的關節為支架，與覆蓋其上的軟組織所共同構成的筒狀結構。

由外力打擊、碰撞、擠壓以及憋氣、用力，身體的扭轉，睡覺時的不良姿態，大聲說笑等，都可致發胸部軟組織結構和位置的變異，如肋軟骨的組織破壞變性，肌肉骨膜的斷裂，無菌性炎症，局部的瘀血水腫，以及由以上病理變化而累及肋間神經等，並由此導致一系列的臨床症狀。嚴格地講，胸壁挫傷是胸肋部由於受外力的直接撞擊而致的傷痛（無骨折），而閃腰岔氣多是由於搬抬重物或負重時用力過猛過急，或姿勢不良，或突然扭轉軀幹所致，並有不同的臨床表現。

臨床表現：

胸壁挫傷者，多見局部壓痛點明顯，咳嗽、深呼吸及軀幹側轉則疼痛加重。嚴重者局部可見紅腫瘀血，此時可經X光診斷除外骨折。

閃腰岔氣者，多突感一側胸肋部脹痛，因呼吸運動肋部受到牽制而疼痛加重，故患者主動減少呼吸運動幅度，形成了淺促呼吸以及含胸屈背的特殊姿勢。個別患者可有沿肋間神經方向的放射性疼痛。檢查時，明顯的陽性體徵不多，患者也多不能明確地指清疼痛部位，壓痛範圍常常是一小片。

治療：

(一) 準備手法

1. 點合谷、內關、支溝穴：患者仰臥。醫者以雙拇指點按雙側合谷、內關、支溝穴各20秒。

2. 點膻中、玉堂、紫宮穴：體位同前。醫者以指揉法點按膻中、玉堂、紫宮穴各20秒。

(二) 治療手法

1. 按揉肋間肌：患者仰臥。醫者以食、中、無名指指腹自鎖骨下始，自上而下，由內向外，按揉每一肋間隙，反覆進行5～10遍，左右側交替。要求用力均勻，適度，以求放鬆呼吸肌，緩解疼痛。

2. 壓、迫、提胸骨：患者體位同前。醫者雙掌重疊置於胸骨（華蓋穴處），緩緩下壓，當下壓到一定時間、一定限度時，突然加力下壓，隨即迅速將雙掌向上提起，使力向下入內。

3. 順筋歸位：患者取坐位，患臂上舉在枕部呈抱頭狀。醫者用雙拇指指腹尋找觸摸到病損組織後，順肋間肌走行方向予以理順按平，使高低不平的肌束和骨膜達到生理復位，再按壓 2～3 次。

4. 上提和擊拍胸部：患者取坐位。醫者以右前臂自前側插於患者右腋下，用前臂向上提拉右肩。在上提時，令患者用力吸氣，同時醫者以左掌根部擊拍右胸背側一次。上提擊拍過程可重複 1～2 次，可將移位紊亂的小關節復位，並理順痙攣的肌肉，多數患者疼痛大減或消失。可左右交替進行。

(三) 結束手法

1. 推摩胸壁：患者取坐位姿勢。醫者立其左側方，以右手抓握其左腕令其上舉，同時以左手掌自上而下推摩整個胸廓 3～5 次，左右交替進行。

2. 輕叩肩背：患者體位同前，手臂自然下垂。醫者雙手半握拳，輕叩其肩背部 1 分鐘結束治療過程。

九、慢性胃炎

慢性胃炎是最為常見的消化系統疾病之一，是以胃黏膜的非特異性慢性炎症為主要病理變化的胃病。

可由急性胃炎轉變而來，亦可因不良飲食習慣，長期服用對胃有刺激的藥物，口腔、鼻咽部慢性感染病灶，幽門螺旋菌感染及自身免疫性疾病等原因所致。

慢性胃炎可分為淺表性胃炎和萎縮性胃炎等，多見於 20～40 歲男性。

臨床表現：

淺表性胃炎：主要表現為飯後有飽悶感和壓迫感，有時還有噁心嘔吐及一過性胃痛等。

萎縮性胃炎：主要表現為食慾不振，飯後脹飽、噯氣、上腹部常有鈍痛感，有的人還伴有貧血、消瘦、疲倦和腹瀉等症。

治療：

(一) 準備手法

1. 點按肝俞、脾俞、膽俞、胃俞：患者俯臥。醫者以拇指或肘尖點按肝俞、膽俞、脾俞、胃俞各 20 秒。

2. 點按內關、足三里穴：患者仰臥。醫者以拇指點按內關、足三里穴各 20 秒。

(二) 治療手法

1. 按摩胃脘：患者仰臥。醫者立於一側，以單手或雙手重疊按放於臍部，按順時針方向繞胃脘環形運摩，施力由輕到重，再由重到輕，頻率適中，不宜過快，此手法重複進行 10～20 遍，使局部有溫熱感。之後施雙手振法約 30 秒，用力實而不虛，透過組織深處（圖 3-28）。

2. 點三脘及足三里穴：患者仰臥。醫者立於一側，一手以食、中、無名三指分別置於上脘、中脘、下脘穴處，另一手拇指點按於足三里穴。患者吸氣時向下點顫足三里穴，呼氣時另一手三指同時用力點顫三脘穴。如此雙手隨呼吸交替用力並深透於裡。一側完畢，另換一側，左右側各點顫 4～6 次（圖 3-29）。

3. 橫摩胃脘：患者仰臥。醫者以一手全掌著力，在其肋下由一側章門穴向另一側章門穴做橫向推摩，重複 10～20 遍。

4. 點按天樞穴：患者體位同前。醫者以雙手拇指指端同時點按雙側天樞穴，每次 15～20 秒，稍停，進行第二次，可重複 3 遍。

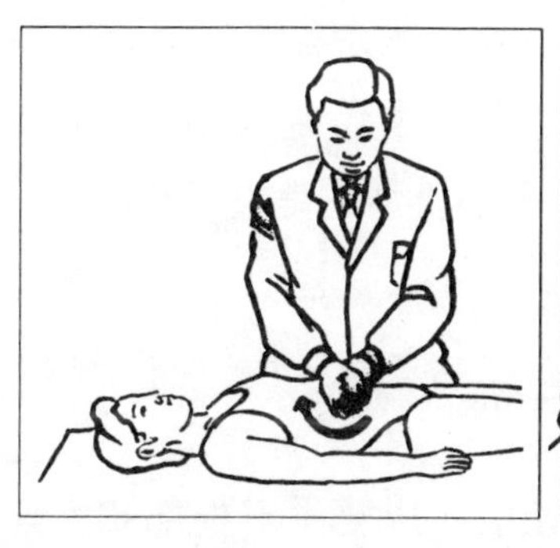

圖 3–28

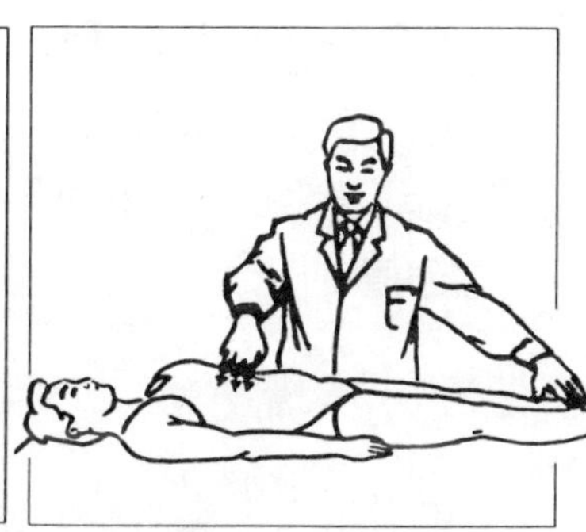

圖 3–29

(三) 結束手法

點按內關、足三里穴；重複準備手法2。

十、痛 經

女子凡在月經期或經期前後發生陣發性下腹痛者為痛經。痛經是婦科常見疾患，其原因較為複雜，多與婦女身體虛弱，子宮發育不良以及精神恐懼緊張、憂鬱、環境寒冷潮濕諸多因素有關。

臨床表現：

主要表現爲月經前1～2天開始到來潮後，下腹部持續性疼痛，可持續數小時到1～2天不等。疼痛時，可伴有噁心、嘔吐，頭痛、頭暈、乳脹、尿頻、失眠、大便不正常等症狀，臨床檢查常無特殊體徵，也有個別人盆腔有器質性病變。

因精神因素、子宮位置不正或收縮不協調以及盆腔慢性炎症後引起的痛經，可施推拿治療，以調整精神狀態和神經系統機能，改善循環代謝，發展盆底肌力量，通經化瘀，有利於鬆解黏連和促進炎症吸收。

治療：

(一) 準備手法

患者俯臥。醫者站其頭前，以雙手掌根部和大魚際置肩背正中，由內向外穩力分推，由上至下，推至

4～5腰椎水平。反覆進行5～8次，使其充分放鬆。

(二) 治療手法

1. 點按、推揉肝俞、脾俞、腎俞諸穴：患者俯臥。醫者以雙手拇指同時點按雙側的肝俞、脾俞、腎俞、氣海俞、關元俞，每穴點按20秒，之後，以手掌按揉腰部肌肉。

2. 搓八髎：患者體位同前。醫者立其一側，以一手掌橫向來回推搓八髎穴，速度稍快，持續1～3分鐘，以產生溫熱效應。

3. 點氣海、足三里穴：患者仰臥。醫者立於一側，一手食指指腹疊壓於中指，運力於中指指端，對準氣海穴，向下施力，同時另一手拇指點按足三里穴。患者吸氣時，點顫足三里穴，呼氣時點顫氣海穴，雙手隨呼吸一上一下交替用力，使力量深透於裡。一側完畢，更換另一側，每側各施點顫手法4～6次（圖3-30）。

4. 點關元、足三里穴：患者體位同上。醫者一手運力中指指端，點顫關元穴，另一手拇指點顫足三里穴，亦隨患者自然呼吸，一上一下交替點顫。一側完畢，更換另一側，每側點顫4～6次。

5. 點按章門穴、期門穴：患者體位同前。醫者以雙手拇指分別點按兩側脇肋部的期門穴、章門穴，同時囑患者配合呼吸動作。每穴點按約20秒。

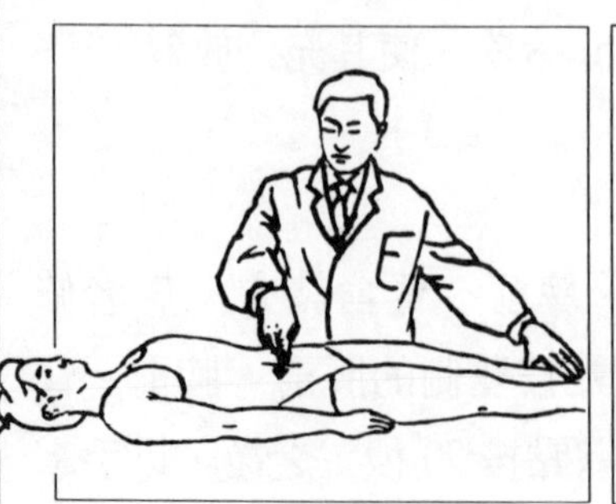

圖 3–30

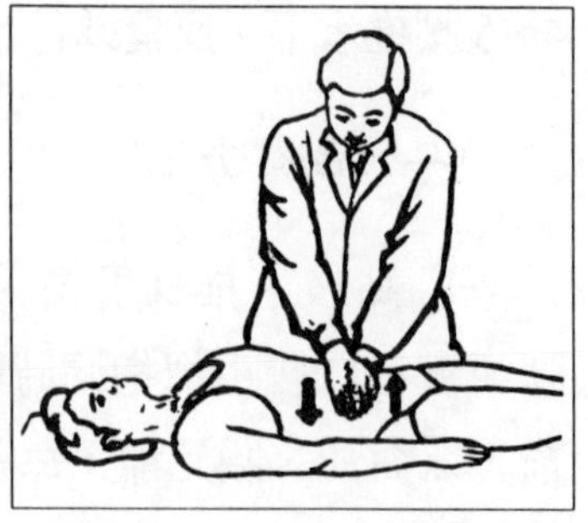

圖 3–31

6. 橫推腹部：患者仰臥。醫者以一手掌或雙手掌重疊置其腹部，來回推揉 3~5 分鐘，要求柔而有力。最後可輔以振顫手法 30 秒左右（圖 3-31）。

(三) 結束手法

患者仰臥。醫者以一手拇指分別點按下肢的血海、足三里、陽陵泉、陰陵泉、三陰交、公孫穴，每穴點按 20 秒左右，力量逐漸增強，左右交替，結束治療過程。

十一、便 秘

一般正常人每日大便 1~2 次，如果糞便過於乾燥，排便次數減少，超過 48 小時不解大便者，可視為便秘。有的是暫時性因素造成的便秘，有的則是長期便秘，稱習慣性便秘。其病因歸納起來有以下因素：

1. 沒有養成良好的定時排便習慣，每當有便意的時候，經常抑制排便，使糞便在直腸內停留時間過長，其中的水分被腸壁吸收而乾硬造成便秘。

2. 身體虛弱或病後、產後及老年人氣血雙虧，不能滋潤大腸而發生便秘。

3. 憂愁思慮或久坐少動，行氣不暢，使大便內停而秘結。

4. 過度飲酒，過食辛辣食物，缺少食物中的粗纖維，少水等均可引起便秘。

臨床表現：

大便乾燥堅硬，排便困難，並有腹脹，噯氣，食慾不振，頭暈腦脹，睡眠不安，小便少而黃赤等症狀。在左下腹可觸及到積存在腸道內的大便，若長期便秘，易引起痔瘡、肛裂等病症。

治療：

(一) 準備手法

1. 推搓八髎：患者俯臥。醫者以一手掌根部來回快速推搓八髎穴 10～20 遍。以局部發熱為佳。

2. 點按肝俞、膽俞諸穴：患者體位同前。醫者以雙手拇指分別點按、推揉肝俞、膽俞、胃俞、氣海俞、大腸俞、小腸俞等穴位，每穴點按、推揉 30 秒～1 分鐘，以患者有酸脹、微痛感為佳。

(二) 治療手法

1. 點三脘和足三里穴：詳見「慢性胃炎」一節。

2. 運摩胃脘部：患者仰臥。醫者於一側，用單手或雙手手掌重疊置於臍旁，按順時針方向運摩胃脘部，以幫助患者增強胃腸蠕動，手法不宜太快，重複20～30遍。

3. 按揉關元穴：患者體位同前。醫者雙手手指相疊，與雙手小魚際相連，呈一倒置的碗狀，置於下腹部關元穴上，順時針方向做按揉手法，反覆進行10～15次。

4. 拿腹部：患者仰臥。醫者立一側，雙手拇指與其餘四指對指呈鉗形，腕部放鬆，以指腹著力，沿任脈走行，自胸骨劍突下至少腹，雙手交替做提拿動作。要求用力均勻，自輕而重，頻率較快，施術1～3分鐘（圖3-32）。

5. 振顫左下腹：患者體位同前。醫者以一手的中指、食指併攏，指尖置左下腹，施振顫手法2～3分鐘，刺激大腸增強蠕動。

(三) 結束手法

1. 點按足三里、湧泉穴：患者仰臥。醫者以拇指分別點按足三里、湧泉穴各30秒，左右交替。

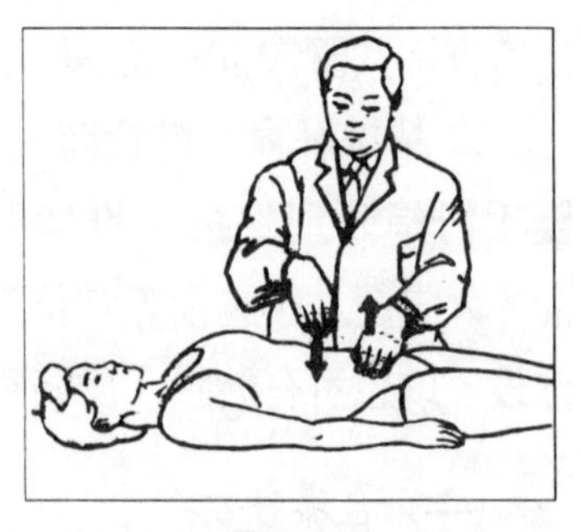

圖 3–32

2. 點長強穴：患者俯臥。醫者於一側，以中指或拇指點按長強穴 30 秒～1 分鐘，然後復原，結束治療過程。

十二、腹 瀉

腹瀉是指大便次數比正常增多，而且大便稀薄、不成形，甚至清稀如水。在正常情況下，成人一般每日大便 1～2 次，如果僅僅是排便次數增多，糞便仍然成形，不能算作腹瀉。

引起腹瀉的原因很多，如腸胃、肝膽疾患都可以引起腹瀉，其中腸道感染最為多見。精神緊張、情緒激動以及內分泌紊亂等全身性疾病也會引起腹瀉。

暴飲暴食，飲食不潔，或過食油膩物，感受外邪常引起急性腹瀉（急性腸胃炎），而脾胃虛弱，中氣不足，可引起慢性腹瀉。

臨床表現：

急性腹瀉者，每天排便 3～5 次，有的多達十幾次，大便清稀酸臭，腸鳴腹脹，有時伴有腹痛，肛門灼熱，心煩口渴，小便短黃。

慢性腹瀉者，每日排便 3～5 次，時好時犯，食慾不振而面色萎黃，疲倦無力，腹部寒涼，喜熱喜按等。

治療：

(一) 準備手法

點按內關、足三里穴。

患者仰臥。醫者以拇指點按內關、足三里穴各 20 秒。左右交替進行。

(二) 治療手法

1. 運摩關元、氣海穴：患者仰臥。醫者立於右側，以雙手掌相疊與小魚際相連呈一倒扣碗狀，置關元穴至氣海穴，做逆時針方向的環形運摩，手法宜穩，頻率宜緩，反覆 15～20 次，使局部有溫熱之感。

2. 點按腹部諸穴：患者體位同前。醫者用食、中二指分別點按上脘、中脘、下脘、氣海、關元穴。之後，再點按雙側天樞、大橫穴。每穴點按 20 秒。

3. 橫推小腹：患者體位同前，醫者以一手掌在小腹做橫向推摩 3～5 分鐘。

4. 摩腹：患者仰臥。醫者立其一側，屈肘鬆腕，五指分開自然伸直，全掌平伏於腹部皮表，以腕關節帶動手掌做緩和協調的環旋撫摩，自肋弓下移至少腹，分別沿腋前線、鎖骨中線、前正中線

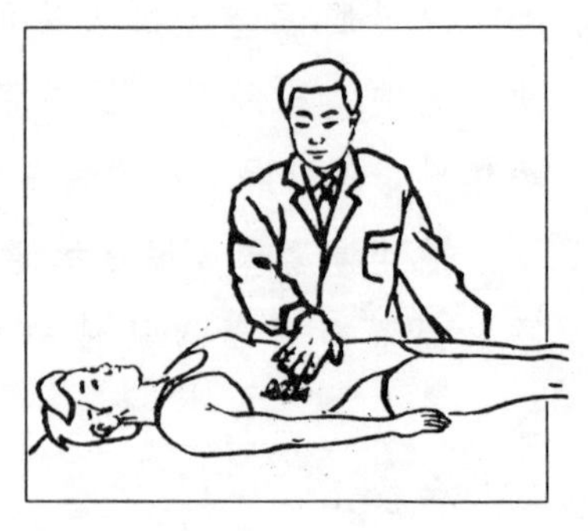

圖 3–33

自上而下順序摩動，用力均勻和緩，頻率較慢，使患者產生較強的舒適感。（圖 3-33）。

(三) 結束手法

1. 點按肝俞、脾俞、胃俞、大腸俞：患者俯臥。醫者雙手拇指同時點按肝俞、脾俞、胃俞、大腸俞各 20～30 秒。

2. 推摩骶棘肌：患者俯臥。醫者立其一側，雙手手掌相疊按壓，推摩骶棘肌，自上而上，左右交替約施術 3 分鐘，使其放鬆，結束治療。

十三、空調綜合徵

空調若使用不當，也會對人體帶來潛在的損害，引起「空調綜合徵」。

所謂空調綜合徵，實質上就是一種機體對環境不適應而引起的「不適應症候群」。使用空調後，室內外存在一定的溫差，在室外會全身冒汗，帶有汗水的皮膚可能沾染細菌，而當進入空調場所，皮膚遇冷突然收縮，細菌會進入體內，容易生病。

更有人喜歡面對冷風口，讓冷風直接吹在顏面和機體全身，由於溫差較大導致皮膚、肌肉、毛細血管網等痙攣性收縮，可能當時無明顯不適，但過後不久出現一系列臨床症狀。

臨床表現：

反應因人而異，最常見的是患者肩背部、頸項肌肉疼痛，活動時疼痛加劇，造成功能障礙，感覺全身酸痛無力，有人口眼歪斜或鼻塞、流清涕、流淚、反覆地上呼吸道感染，肺炎和不同程度的腸胃疾病。在空調環境所處時間越長，越易患本症，夜裡發病率大於白天。由於低溫最易引起婦女的自律神經紊亂，所以女性發病率多於男性。另外，「空調綜合徵」也極易在慢性病的基礎上發生，而反過來進一步加劇原來存在的慢性病，如頸椎綜合徵、風濕性關節炎、慢性腰腿痛、坐骨神經痛等。

對空調綜合徵中的頸及肩背部肌肉痙攣性疼痛、麻痺等症，施手法推拿按摩可收到較好療效，對其他症狀施針對性手法也有較滿意效果。

治療：

(一) 準備手法

患者呈俯臥位準備姿勢，全身放鬆。醫者側立於左側，雙手在患者後背施推摩手法，先後推至左右肩頭，繼而施按壓手法，再回至腰部，然後推摩大腿後側至左右足跟，施力下壓。此手法重複3遍，使後背盡量放鬆。

(二) 治療手法

1. 分推背闊肌：患者俯臥位。醫者立於床頭，用兩手掌根及大小魚際，以脊柱為中心線，向外、向下分推背闊肌 8～10 遍，要求手掌貼住皮膚，用力均勻而滲透。

2. 推按雙肩：患者體位同前。醫者立於床頭，雙手置於患者雙肩，施推按推揉之手法 1～3 分鐘，以緩解斜方肌痙攣。

3. 彈撥提肩胛肌：患者體位同前。醫者以右手拇指按於肩胛骨內上角提肩胛肌處約 30 秒，之後再施彈撥手法 30 秒。

4. 彈撥頸椎棘突，拿捏頸肌：患者體位同前。醫者立於左側，以右手拇指置於頸推棘突，自上而下輕施彈撥手法，重複 2～3 遍，繼之，以拇指與食、中二指的對指動作，拿捏頸部肌肉 10～20 次。

5. 點風池穴：患者體位同前。醫者以拇指與食指指腹分別點按於雙側的風池穴 20～30 秒，並配合指揉手法，使力達及穴位深處。

6. 點按天宗、肩外俞：患者體位同前。醫者立於左側，雙手拇指依次同時點按雙側天宗穴和肩外俞穴，各 30 秒。

7. 拿捏斜方肌：患者體位同前。醫者站其左側，用雙手拿捏兩側斜方肌上緣，並在肩井穴處增加力度，由上至斜外下，反覆 5～10 遍，直至頸項部肌肉、肌腱、韌帶等放鬆。

(三) 結束手法

1. 扳頸前屈：患者仰臥位。醫者立於床頭，兩前臂十字交叉，托住患者頭枕，雙手搭於患者對側肩部，然後前臂抬起，使患者頸部緩緩前屈至極限位後放下，再前屈，重複3～5次，以緩解頸後肌群、韌帶的痙攣。

2. 叩擊肩背：患者俯臥或取坐位。醫者雙手半握拳，叩擊其肩背部1～3分鐘，然後復原，結束治療手法。

十四、慢性疲勞綜合徵

在日常生活中，常有人因工作、學習甚至生活壓力過大，而導致心理負擔過重，情緒低沉，易煩躁激動，愛發脾氣，且精力不足，記憶力減退，工作效率低，對外界事物甚至本職工作的興趣都降低。一天到晚總覺得忙忙碌碌，非常疲勞，周身發緊，腰酸背痛，頭昏腦脹，腸胃不好，食慾不振，失眠或容易驚醒緊張多夢，常伴有心悸胸悶，血壓不穩，機體的植物神經系統與生物節律嚴重紊亂，形成所謂的慢性疲勞綜合徵。初期查體，身體狀況尚可，無明顯器質性病變，久而久之，往往導致一些嚴重身心疾患。

慢性疲勞綜合徵患者，一方面要看心理醫生，增強心理承受能力。另一方面要施加推拿療法，以消除不適，減輕疲勞，增強體質，穩定和提高植物神經系統機能，恢復正常的生物節律，以適應緊張繁忙的現代生活。

治療：

(一) 準備手法

點按合谷、內關、足三里穴：患者仰臥，全身放鬆。醫者立患者右側，以拇指掐點合谷、內關、足三里穴各 20 秒。

(二) 治療手法

1. 點按印堂、太陽穴：患者仰臥。醫者坐於床前方，雙手拇指重疊點按印堂穴，力度由小到大，再由大到小，反覆 2～3 遍，約 30 秒～1 分鐘。之後，用雙手中、食二指點按、按揉太陽穴 30 秒左右（此手法可使患者起鎮靜作用）。

2. 推抹前額：患者體位同前。醫者坐其頭前方，雙手拇指併排按及印堂穴數秒，然後沿眉之上緣向兩側分抹，至顳部，重複 3～6 遍。繼而點按印堂穴上 1.5 公分處和 3 公分處，並向兩側推抹到顳部，重複 3～6 遍。

3. 按揉顳部：患者體位同前。醫者以雙拇指點按固定於額頂部，餘左右四指分按於兩側顳部，施按揉手法同時適度移動，以增大施術部位，要求用力適度，速度稍慢，施術時間可稍長。

4. 搓頭皮：患者體位同前。醫者以一手扶其頭部，另一手五指自然分開，緊貼其頭顳部，用指間關節做壓伸搓動，重複 15～20 遍。搓動時五指屈伸較快，上下位置移動稍慢，以求使頭部諸多穴位均得到充分刺激，精神得以放鬆。

5. 按壓、捏拿上肢肌群：患者體位同前。醫者立其右側，以左掌置肩頭施按壓手法約 15～20 秒，然後下移至前臂肌群，施按揉手法，繼而轉換為捏拿手法，其中再輔以點穴法，可點按、揉動合谷、內關、曲池、手三里穴，每穴 20～30 秒，左右交替進行。

6. 牽拉上肢：患者體位同前。醫者雙手握住患者腕部，輕輕向下牽拉 1～2 次，再於患者側平舉位及上舉位施牽拉手法各 1～2 次。要求牽拉過程輔以振顫手法，效果更佳。左右上肢交替進行。

7. 按揉肩背：取俯臥位。醫者立左側，雙掌重疊，按壓左、右肩部，使其放鬆，繼而自上而下按揉肩背肌群，直至腰臀部，施術 1～3 分鐘。

8. 擦後背：患者體位同前。醫者以手掌在患者肩背、腰、臀處施擦法 1～3 分鐘，要求力達深層。

9. 提拿、推揉下肢後群肌：患者俯臥。醫者以雙手同時於一側肢體施提拿、推揉手法 1～3 分鐘。左右交替，放鬆下肢肌群。

10. 牽抖下肢：患者體位同前。醫者於下肢一端，雙手分別抓握患者踝關節以上部位，牽拉20秒，並輔以輕輕上下抖動。

(三) 結束手法

1. 點按承山、委中、殷門、承扶穴：患者俯臥。醫者以拇指點按承山、委中、殷門、承扶穴各20秒左右。

2. 切擊肩背部、腰及下肢肌群：患者體位同前。醫者雙手合十，對掌，五指自然分開，以雙腕抖動之力，使小指一側擊打患者後背，隨擊打隨產生指與指撞擊的響聲。切擊部位應遍及整個後背、腰臀、大腿後側，邊移動邊切擊，重複3～5遍，最後結束手法治療。

第四章

上肢軟組織損傷的推拿療法

一、肩關節周圍炎

肩關節周圍炎簡稱肩周炎，又稱凍結肩、漏肩風、五十肩，是中老年人常見病、多發病，女性多於男性。它是一種肩關節周圍軟組織的無菌性炎症，在急性性期疼痛劇烈，後期則因炎性黏連而致肩關節活動受限。本病病因目前尚未完全清楚，但可能與生活中肩關節的過度機械磨損，肩周圍軟組織的退行性病變，感受風、寒、濕邪、慢性勞損及內分泌紊亂等因素有關。

臨床表現：

肩周炎的臨床症狀與體徵主要表現爲肩關節周圍疼痛，嚴重者牽涉到上臂、前臂，無固定痛點，尤以夜間疼痛爲甚，以致不能入睡或痛醒。由於疼痛，肩關節活動受限，造成功能障礙，嚴重影響日常生活和勞動。病程較長者可出現骨骼輕度脫鈣或軟組織鈣化，並出現肩部肌肉萎縮。

治療：

(一) 準備手法

1. 點、按、揉上肢諸穴：患者取坐位姿勢。醫者以一手拇指指腹點按患側合谷、外關、手三里、曲池、肩髎、肩井、肩髃、天宗穴，每穴點按 20～30 秒。點按之後輕施揉法，患側完畢再施術於健側。

2. 輕叩肩背：患者體位同上。醫者右手半握拳，以拳心處觸及受術部位施叩擊法。受術部位包括肩背部，雙臂上端，施術 1～3 分鐘，促其盡力放鬆。

(二) 治療手法

1. 捏揉肩臂：患者取坐位。醫者立於患側，一手握患肢腕部，另一手則自上而下，揉捏整個肩臂部肌肉，反覆 5～10 遍。要求施術手法要柔和，不可用蠻力。

2. 推撥上臂肌肉：患者取坐位。醫者坐其對面，一手握住患側腕部，另一手拇指指腹點按患側上臂肌肉，並由上而下做與肌束方向垂直的、橫向推撥手法。醫者的另一手握其腕部，配合做旋內和旋外動作，此手法重複 5～8 遍，以促其黏連部位鬆解，減少炎性滲出。

3. 壓牽肩關節：患者坐位，上肢外展 30°～40°。醫者站於患肢後外側，一肘抵壓患側頸肩部，一手握住患肢遠端腕關節向下牽拉，兩臂同時交錯用力，注意施力應由輕到重，平穩持續，不宜過猛，以免拉傷（圖4-1）。

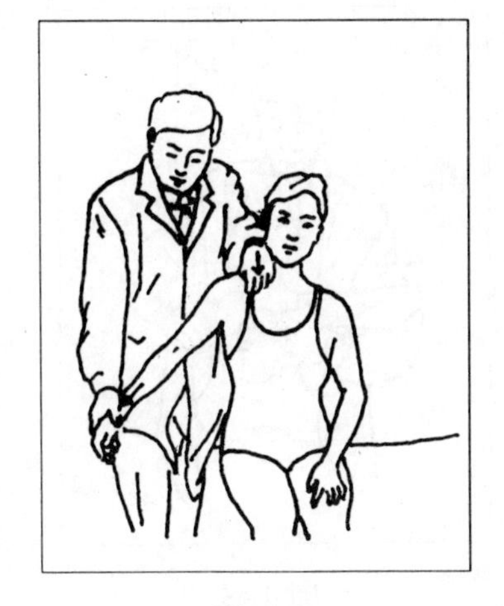

圖 4–1

4. 提拉肩關節：患者取坐位，上肢外展，前臂內旋。醫者立於一側，雙手食指橈側頂住其腕關節掌側面，雙拇指下壓患者手背部，用力向醫者自身方向持續牽提，可於瞬間稍施提拉之力，如此反覆 2～4 次。注意著力不可過大，以患者能夠接受為度（圖4-2）。

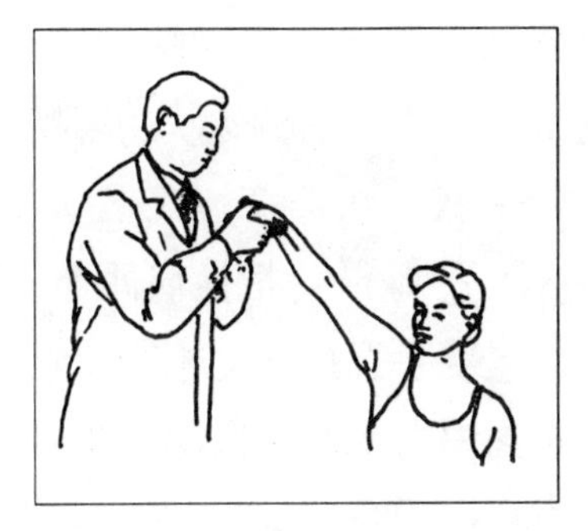

圖 4–2

5. 背後牽拉：患者體位同前。醫者位其後方，一手扶健肩後部，另一手握患肢腕部從背後將患肢向健側牽拉。力度及幅度漸增，但不可急於求成，以免形成新的損傷。

6. 梳頭搖肩：患者取坐位，上肢外展屈肘。醫者站立於其後，一手扶住健側肩關節固定體位，另一手用拇指和食指（形成虎口）及肘關節外側托住患者腕關節

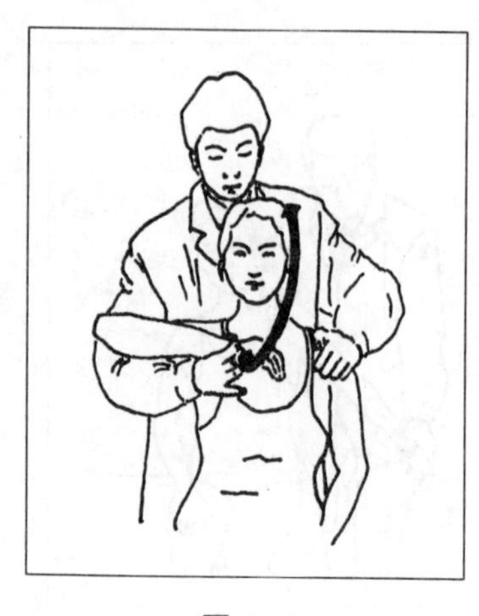

圖 4–3

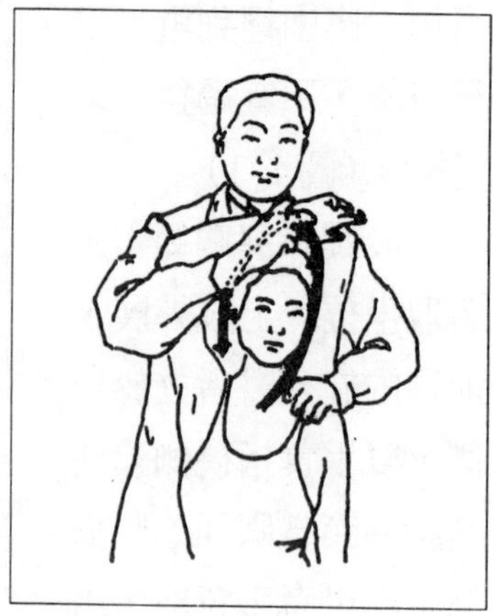

圖 4–4

的掌側與肘部，用中指指端對準勞宮穴，拇、食指呈對鉗狀下壓，使患者腕關節掌屈，以肩關節為軸，做前上、後下，如梳頭狀的環轉搖動。速度均衡有序，重複 4～6 次（圖 4-3、4）。

7. 歸擠、抱揉肩關節：患者取坐位。醫者立於側面，雙手五指交叉相叩，掌心分別貼按患者肩前肩後，相對用力歸擠，抱揉，使患者產生舒適輕鬆感，此法可重複抱揉 8～15 次（圖 4-5）。

(三) 結束手法

1. 點按上肢諸穴：重複準備手法 1。

2. 叩擊肩背：患者坐位。醫者立其身後，雙手握虛拳，交替叩擊患者肩背處及相鄰部位，促進血液循環及損傷組織的恢復，施術 1～3 分鐘後，結束治療過程

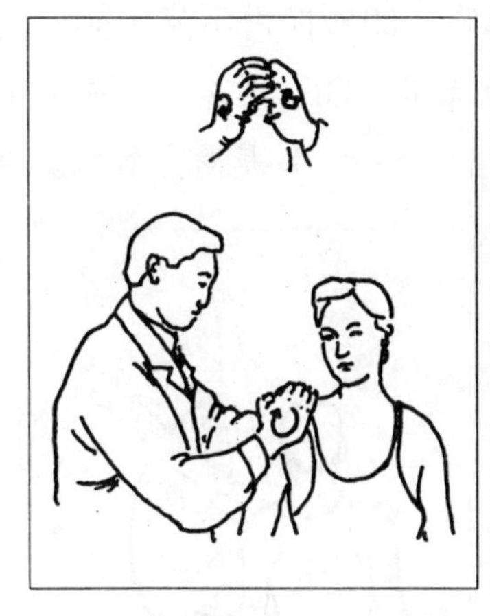

圖 4–5

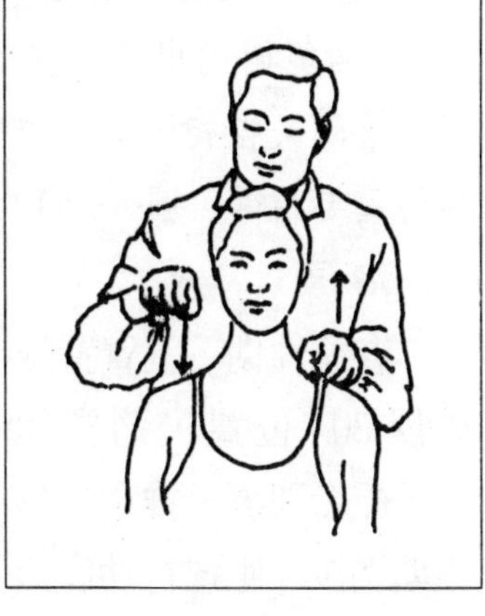

圖 4–6

（圖 4 - 6）。

二、肩袖損傷

肩部肌肉分為內外兩層，外層為肥厚有力的三角肌，內層為岡上肌、岡下肌、小圓肌和肩胛下肌四個肌腱組成的腱袖，即肩袖。其功能是把肱骨頭與肩胛緊密地聯繫在一起，即有穩定肩關節的作用，又有使肩關節旋轉和外展的作用。

肩袖損傷的常見原因是：由於肩部力量薄弱，肩關節超負荷工作造成過勞磨損。而準備活動不足，活動幅度超越了正常生理範圍，可造成進一步損傷。

臨床表現：

肩袖損傷主要表現爲，肩外側疼痛，可向上臂或頸部放射。肩部外展伴內、外旋時疼痛加重。痛弧試驗陽性，即上臂外展上舉時，60° 以內不痛，60° ~ 120° 的範圍內出現疼痛，超過 120° 則疼痛消失。上臂下落時又在相同區域內出現疼痛，這是岡上肌肌腱損傷的重要指徵（圖 4–7）。

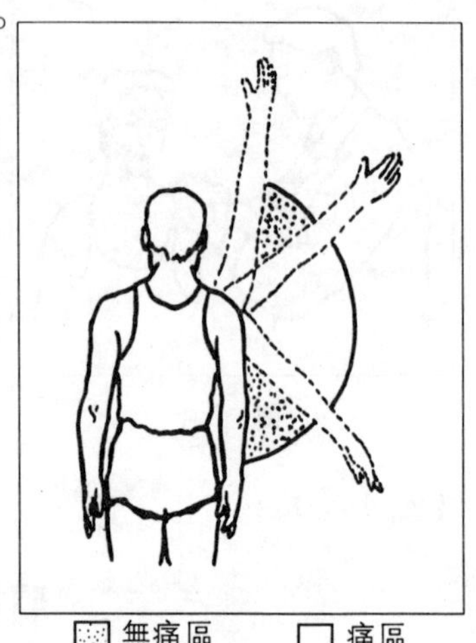

圖 4–7

治療：

在急性期，上臂置於外展 30° 位置，適當休息，配合理療、推拿。急性期過後，應進行功能鍛鍊。

(一) 準備手法

1. 點按合谷、內關、中府穴：患者取坐位。醫者立於患側，以拇指點按患側的合谷、內關、中府穴各 30 秒。

2. 點按肩井、附分、魄户諸穴：患者體位同前。醫者立其身後靠患側，以拇指點按肩井、附分、魄戶、膏肓、神堂、譩譆等穴，每穴點按 20～30 秒（圖 4-8）。

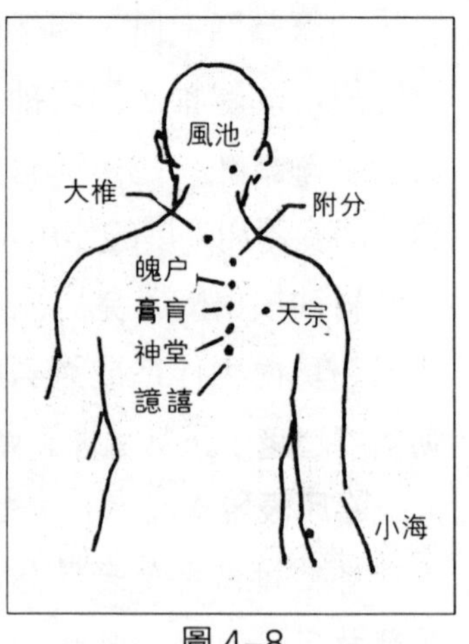

圖 4–8

(二) 治療手法

肩袖損傷的急性期，以輕緩手法為主，以促進血液循環，加速水腫的吸收。在慢性期，以深沉有力的手法為主，以恢復肌腱的功能，改善其活動範圍。

1. 推摩肩背：患者取坐位。醫者立其後，雙手背伸腕關節，五指伸直，掌根著力於大椎穴，沿岡上肌肌纖維方向，雙手同時用力向外推摩至肩峰處。然後一手扶按肩關節起固定作用，另一手掌根推摩頸肩部，左右交替。全部手法用力均勻，輕推宜慢，重推稍快，且力度透達深層肌肉，施術 1～3 分鐘（圖 4 - 9）。

2. 擦肩背：患者取坐位。醫者立其身後，於肩背部施擦法，邊擦邊沿岡上肌走向往返移動，反覆進行 4～6 次，要求用力持續平穩，並有逐漸透達之意（圖 4-10）。

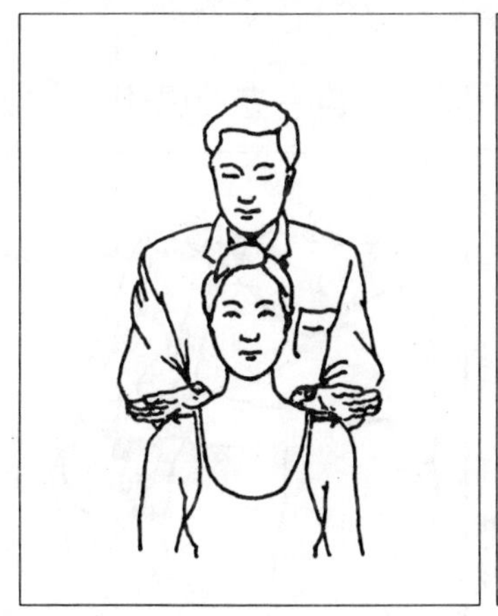

圖 4–9

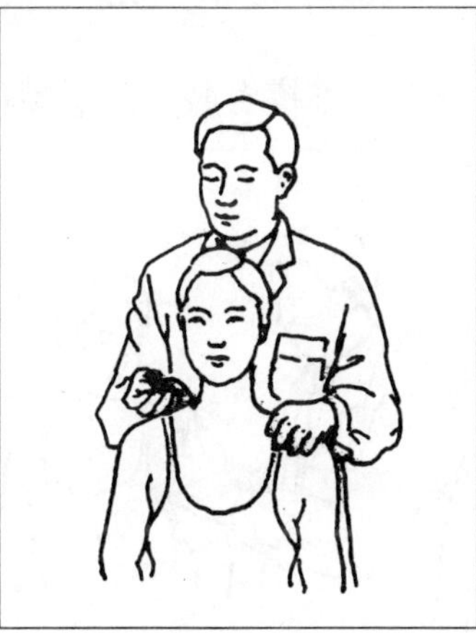

圖 4–10

3. 端提患肩：患者取坐位。醫者立於側面，屈肘伸腕，雙手四指併攏，掌心相對，插於腋窩處的食指橈側向上著力，兩拇指扳於三角肌下方，向近心端施力端提，重複 2～4 次，切忌粗暴用力（圖 4-11）。

4. 對拉雙肩：患者取坐位，雙臂伸直上舉，兩手交叉，掌心向上。醫者立其身後，左手握住患者雙手拇指橈側部向後施力牽拉，右手五指展開，掌心貼按於患者項背部朝前推，形成交錯用力。對拉雙肩關節，重複 1～2 次。要求用力輕柔穩妥，防止新的損傷（圖 4-12）。

5. 抖動上肢：患者體位同前。醫者立於患側，雙手握其腕關節，將患肩在各個方位的 60°～120° 範圍內輕抖患肢，要求頻率較快，力度適中。

(三) 結束手法

1. 推搓上肢：患者體位同前。醫者立於患側，以雙

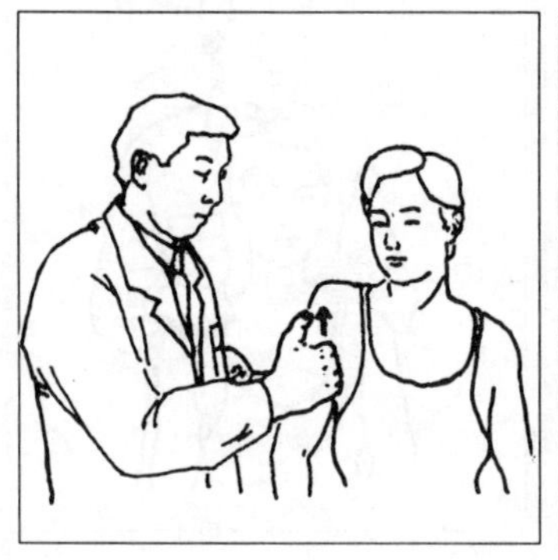

圖 4–11

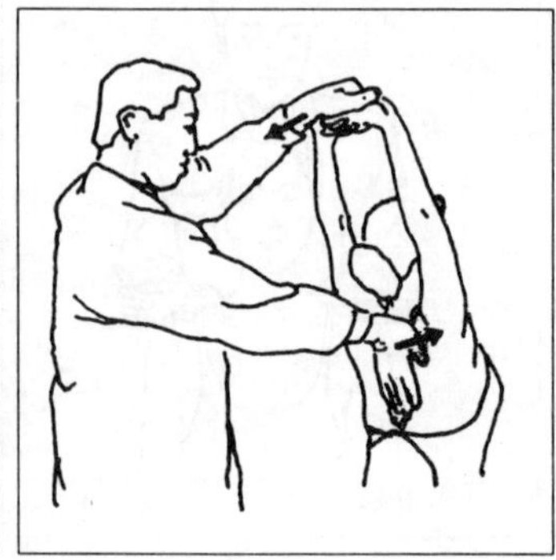

圖 4–12

手掌推搓上肢。醫者雙手隨前後搓動之同時，自上而下移動而推搓及整個上肢。重複2～3遍。

2. 叩擊肩背：患者體位同前。醫者立於一側，以虛拳輕叩肩背部1分鐘。

3. 點按上肢及肩背諸穴：重複準備手法1、2。

4. 推摩、捏揉肩背及上肢：患者體位同前。醫者立於患側，在肩背及上肢部位施推摩、捏揉手法1～3分鐘，結束治療。

三、網球肘（肱骨外上髁炎）

網球肘是一種常見的慢性勞損性疾病，也稱肱骨外上髁炎。因肱骨外上髁伸腕肌群起點處反覆過度牽拉，引起捩傷或部分纖維撕裂，使肱骨外上髁發生創傷性炎症，並常累及關節滑囊等軟組織，引起疼痛及功能障礙。臨床常見木工、乒乓球、網球、羽毛球運動員就診，因其每日需大量重複前臂旋轉伸腕及揮臂等動作，由此造成損傷。該病病程緩慢，一般無明顯外傷史。

臨床表現：

早期肘外側有類似疲勞的酸痛感，之後，這種感覺呈持續性疼痛，舉臂、持重物及伸腕動作時引發或使疼痛加劇。肘外側肱骨外上髁處及肱橈關節的間隙處，橈尺環狀韌帶處和沿伸肌走行的部位，常有局部腫脹和明顯的壓痛，患者握力減弱或明顯下降（圖

4-13）。圖中左側者爲橈側伸腕長肌，右側者爲橈側伸腕短肌。

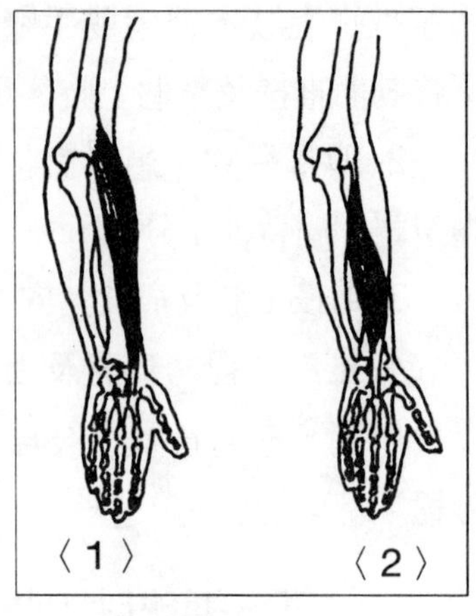

圖 4-13

治療：

網球肘應注意休息，停止引起疼痛的動作，輔以推拿療法，可有效緩解臨床症狀，促進傷臂的恢復。

(一) 準備手法

點按上肢及肩部諸穴：患者取坐位。醫者以拇指分別點按患肢的合谷、內關、手三里、曲池、少海、肩髃、肩中俞諸穴，每穴點按 20～30 秒。

(二) 治療手法

1. 按揉、捏拿上肢肌群：患者取坐位。醫者坐其對面，一手托患肢腕部，另一手自上而下按揉、捏拿上肢肱骨外上髁處，前臂橈側及腕部肌群。此手法重複 10～15 遍，使其充分放鬆。

2. 點按、彈撥肱骨外上髁：患者體位同前。醫者一手握其患腕，另一手拇指點按患側肱骨外上髁處及其鄰近組織，在點按之時，再輔以彈撥手法，來回彈撥外上髁處的伸肌肌腱與肌束，而醫者握腕之手幫助

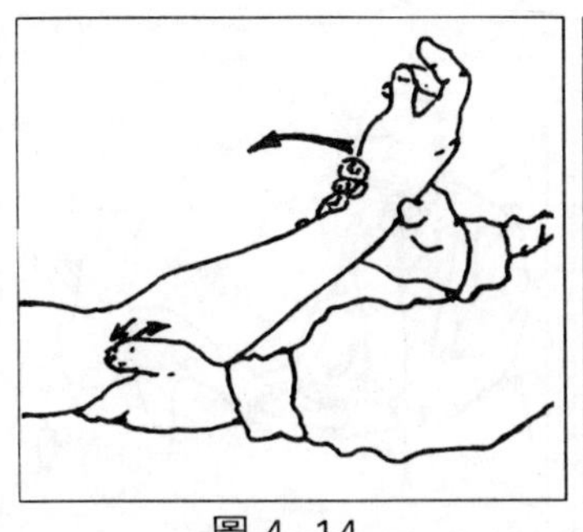

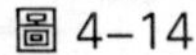
圖 4–14

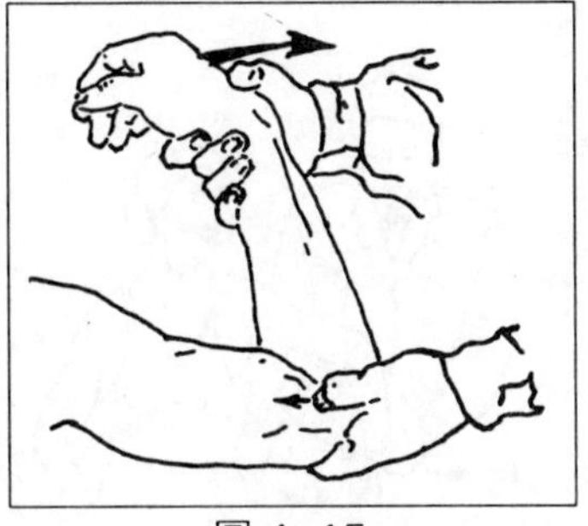

圖 4–15

患者做前臂的旋前和旋後運動。醫者雙手協調配合，旋前時向外彈撥，旋後時向內彈撥。如此手法重複多次。稍停片刻，醫者繼續施用彈撥手法，並幫助患者配合肘關節的屈伸活動，同樣重複多次。該套手法是治療網球肘的主要手法，施術時間可略延長，以緩解黏連，減少炎性滲出，增強治療效果（圖 4-14、15）。

3. 搖肘：患者取坐位，上肢外展，肘關節微壓。醫者立其後右側，一手托扶患肘後方，另一手握住患肢遠端，以患肘為中心，連續地做出屈肘屈腕，接前臂內旋及伸肘運作。要求用力靈巧、協調，伸肘要直，醫者肘後之手可輕加推按。此手法可連續重複 2～4 次（圖 4-16、17、18）。

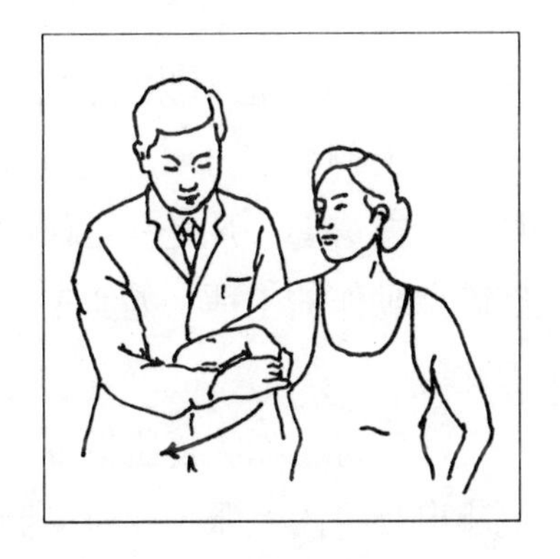

圖 4–16

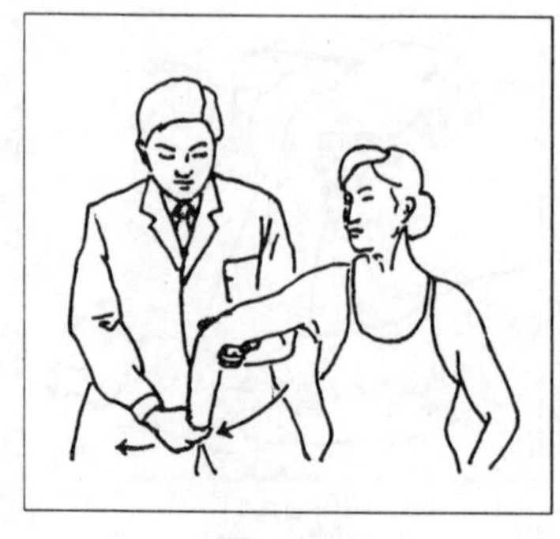

圖 4–17

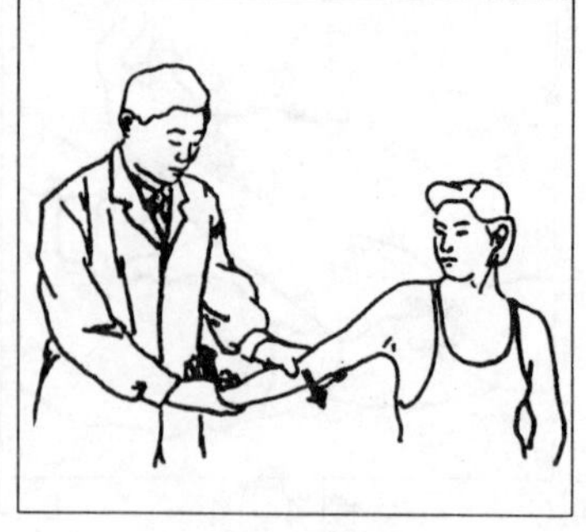

圖 4–18

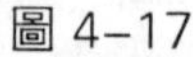

(三) 結束手法

1. 點按合谷諸穴：重複準備手法，可在曲池、手三里穴位處增大點按力度。

2. 抖上肢：醫者雙手握住患肢腕部，上下抖動1～3次，使上肢關節與肌群得以放鬆，結束治療過程。

四、羽毛球肘（肱骨內上髁炎）

羽毛球肘也稱肱骨內上髁炎，多發於羽毛球運動員，故稱羽毛球肘。它也可發生在鐵餅、標槍等運動員身上。換言之，凡是在工作中有過多的屈腕、屈指和內旋前臂動作的工種，如鉗工、廚師、雜技演員都可能發生此病。

在前臂，除肱橈肌以外，大部分主要的屈肌和旋前肌起自肱骨內上髁。對肘關節起主要固定作用的肘內側副韌帶，也起自肱骨內上髁。所以，當肘關節活動時，由於屈腕、屈指的肌肉收縮，主要的牽拉應力就集中在肱骨內上髁上，使這裡受到的牽拉力比較大，頻繁而且集中，久而久之形成一種不良刺激，引起慢性組織損傷而發病。

另外，直接暴力也可使肘部被動外翻，使內側副韌帶牽拉過度，導致肱骨內上髁損傷。

臨床表現：

臨床以慢性發病者爲多見。開始時，在肘內側出現酸脹不適，以後變爲輕微疼痛，在手臂工作時疼痛加重，休息後症減。嚴重患者可發展成持續性鈍痛，但範圍較侷限，無放射。個別人病情與天氣變化有關，常常影響工作、生活。

檢查時可見內上髁處比對側略高起，或有輕微的腫脹，有明顯的壓痛，但不影響關節功能，做屈腕、前臂內旋等運作時可引發或加重內上髁處疼痛。

治療：

(一) 準備手法

患者取坐位。醫者以拇指分別點按患肢的合谷、內關、手三里、曲池、少海等穴，每穴點按 20～30 秒。點按後施按揉手法，以增強刺激效果。

(二) 治療手法

1. 按揉、捏拿上肢肌群：醫患對坐，醫者一手托患肢腕部，另一手自上而下按揉，捏拿上臂肱骨內上髁處及其鄰近組織、前臂尺側以及腕部的肌群，此手法可重複 10～15 遍，以放鬆上肢肌肉，緩解組織黏連。

2. 點按、彈撥內上髁：患者體位同前。醫者以一手握住患腕，另一手托其肘部，而拇指點按肱骨內上髁處及其鄰近組織。點按之時，再來回彈撥內上髁處屈肌肌腱、韌帶、肌束。而握腕之手與之配合，幫助患者做前臂的旋前、旋後動作，以及肘關節的屈、伸動作。該手法可反覆施用，點按、彈撥協調相兼，施術時間可略延長，以提高效果。

3. 環轉搖肘：患者取坐位。患肢外展約 90°，屈肘。醫者左手托扶其肘後方，右手握住腕關節，以肘關節為軸做環轉搖動。逆時針、順時針方向各環轉搖動 4～6 次，用力不宜過大（圖 4-19）。

4. 推搓上肢：患者取坐位。醫者立其側前方，雙手掌夾住患肢，施前後搓動並隨之向下移動而施術於全臂，可重複 2～3 遍，使關節、肌肉得以放鬆（圖 4-20）。

(三) 結束手法

1. 點按合谷、內關諸穴：重複準備手法。

2. 抖上肢：患者取坐位。醫者雙手握住患肢腕部，上下抖動 2～3 次，以求放鬆患肢結束治療。

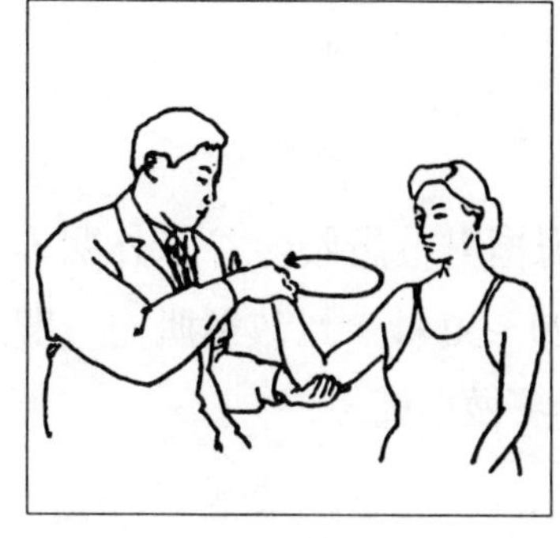

圖 4–19

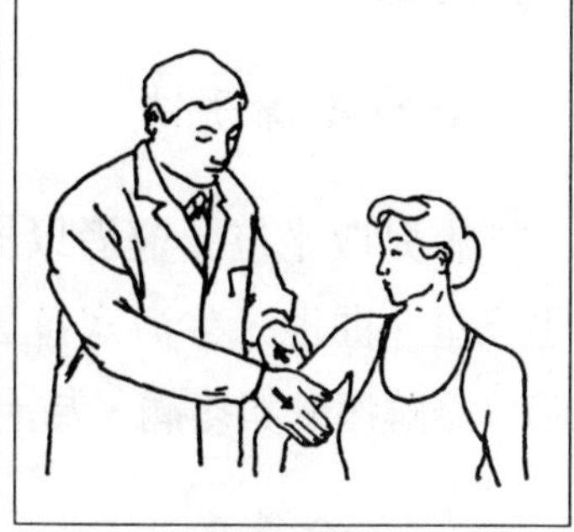

圖 4–20

五、橈骨小頭半脫位

橈骨小頭半脫位是兒童肘關節常見的損傷之一。主要是橈骨小頭發育不全，環狀韌帶鬆弛等，在外力的牽拉下，使前臂在肘關節處伸直時，可使環狀韌帶自橈骨小頭前外側滑至橈骨小頭與肱骨小頭之間，引起橈骨小頭半脫位（圖 4-21）。圖中左側者為環狀韌帶嵌入於肱橈關節間隙，右側者為整復後的環狀韌帶。

臨床表現：

發病時患兒多有啼哭，主訴爲肘關節附近疼痛及橈骨小頭處明顯壓痛，患兒前臂放於旋前位，不敢做旋轉活動。肘關節屈伸多正常，但害怕疼痛而不敢活動。X 光線檢查無陽性體徵。

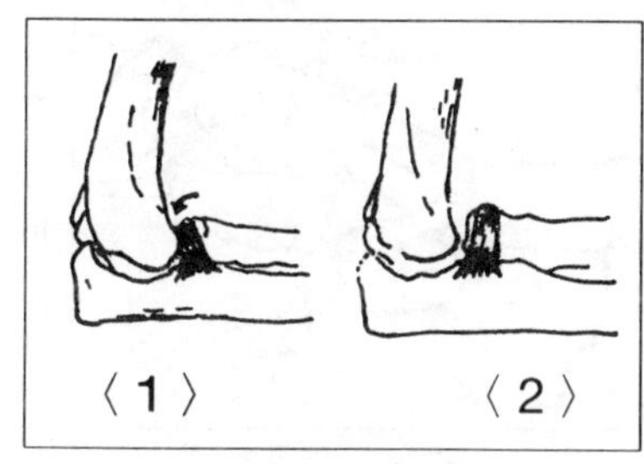

圖 4–21

治療：

（一）準備手法

患兒取坐位。醫者以拇指點按患肢合谷、外關、手三里、曲池、少海穴各20～30秒，以放鬆肌肉、關節，緩解痙攣與疼痛，為治療做準備。

（二）治療手法

1.醫者立於患兒對側，右手手心向下握持腕部，左手在肘關節後部，拇指放於橈骨小頭上部，其他四指放於肘內側。醫者兩手做對抗牽引，牽引時右手屈曲其肘關節，左手拇指向前推橈骨小頭，將肘關節屈曲至最大限度，橈骨小頭處即發生彈響。然後再伸直肘關節則疼痛消失，半脫位之橈骨小頭即復位（圖4-22）。

2.醫者立於患兒對側，左手持患兒前臂上1/3

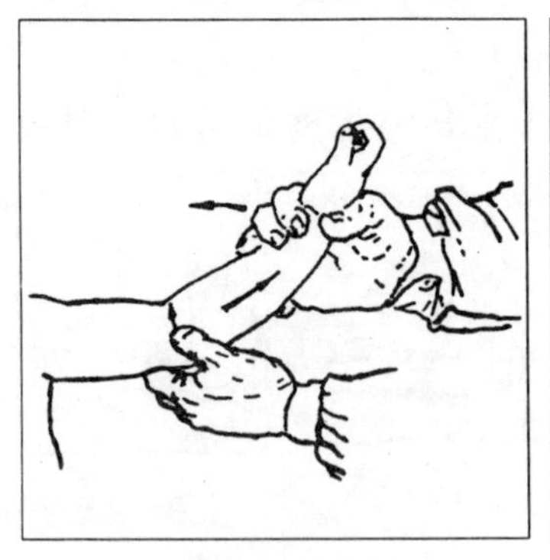

圖 4-22 <1>

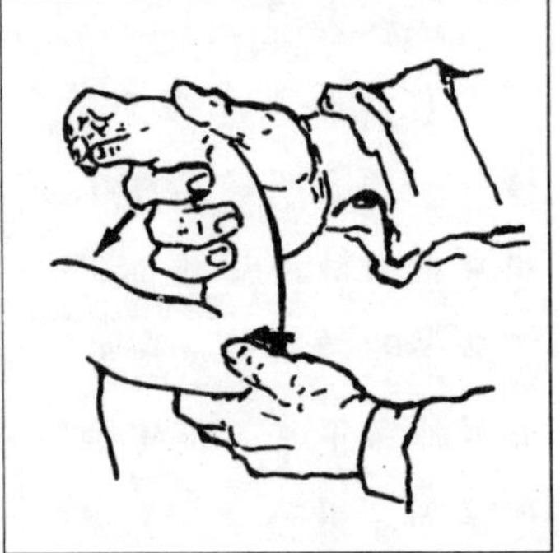

圖 4-22 <2>

處，拇指在肘前，四指在肘後，右手手心向下握持腕部，左手拇指沿橈骨小頭向前推滾，右手持腕向背側旋轉，醫者雙手呈相反方向旋轉活動，同時沿前臂縱向擠壓，即可復位（圖 4-23）。復位後不需做其他處理。

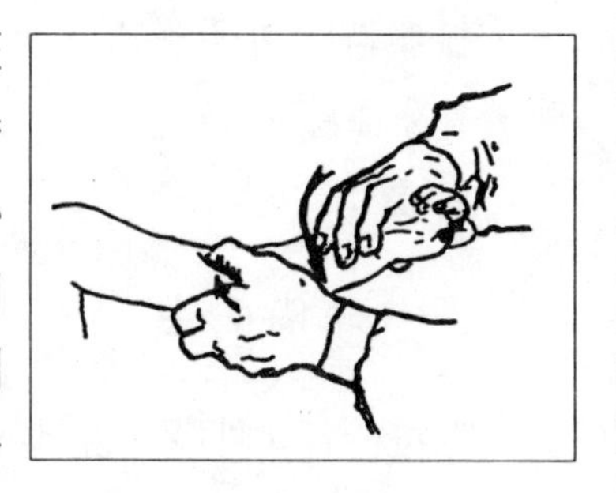

圖 4–23

六、腕關節扭傷與勞損

腕關節是由橈骨、尺骨的下端及腕骨中的舟狀骨、月狀骨、三角骨組成。在尺骨與腕骨之間並無關節面的關係，其間被三角纖維軟骨分開。腕關節較寬闊而鬆弛，其靈活度很大，可完成屈、伸、內收、外展以及環轉 5 種功能活動。

腕關節扭傷的原因：多是由於突然摔倒，手掌支撐地面，使腕關節突然受到強力扭轉所致。其次是腕部長期過度屈、伸、旋轉等超負荷勞作形成勞損，造成腕關節周圍肌腱、韌帶等的損傷。

臨床表現：

腕關節扭傷多表現爲疼痛難忍，前臂和腕部活動受限，局部壓痛，旋腕動作困難，不能用力。個別患者有局部腫脹，淤血以及關節彈響。慢性勞損者，常感到腕部發軟，無力，伴有酸痛感，尤其是在提、握、抓物時，力不從心，個別者常伴有下尺橈關節鬆弛，有分離感。

治療：

(一) 準備手法

點按合谷、外關、曲池、陽谿、陽谷穴：患者取坐位。醫者以拇指點按上述穴位各 20 秒

(二) 治療手法

1. 屈伸腕關節：患者取坐位，上肢外展。醫者立於患側，雙手拇指疊壓其腕關節背側，雙食指抵在腕關節掌側，以腕關節為軸做上下搖動。施術速度不宜過快，反覆操作 4～6 次（圖 4 - 24）。

2. 繞環腕關節：患者取坐位。醫者於一側，一手拇、食指呈對鉗狀握住腕關節，另一手握住指端，以腕關節為軸做環轉搖動，順時針、逆時針方向各搖 10～20 次，要求動作輕快、靈巧、自然（圖 4 - 25）。

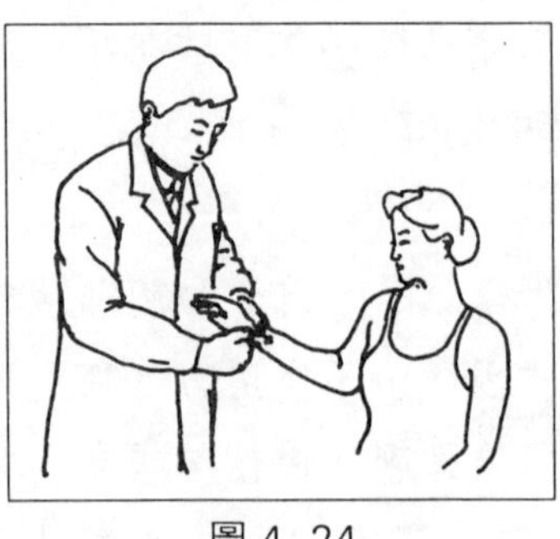

圖 4–24

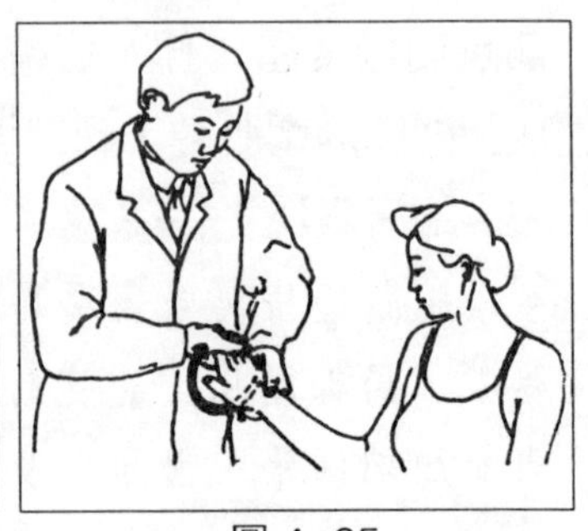

圖 4–25

3. 牽拉腕關節：患者體位同前。接上述手法，在腕關節鬆弛後，順勢緩慢向外拔伸、牽拉，使腕關節完全被牽拉開。

4. 歸合腕關節：患者體位同前。接上述手法，在腕關節被牽拉開後，醫者的雙手拇指指腹由上而下反覆捋腕背部的各條肌腱、韌帶等，之後輕輕按壓腕關節背部，並逐漸加力向下推擠，使腕關節軟組織歸合復位。

5. 按揉腕關節及前臂：患者體位同前。醫者以拇指指腹施力，按揉腕部周圍軟組織，並將受術部位擴及手背和前臂，促進血液循環及炎性物質的吸收。要求醫者用力柔和，該手法可重複3～5遍。

6. 搖腕搖指：患者取坐位。醫者一手握腕關節，另一手拿住指端，兩手同時做相反方向的環轉搖動，要求施力輕巧緩柔，速度適中，順時針及逆時針方向搖動各10～20次（圖4-26）。

(三) 結束手法

1. 按揉、捏拿上肢：患者取坐位。醫者以一手握其腕部，另一手用拇指與其餘四指相對用力，拿捏整個患肢，由下至上，反覆進

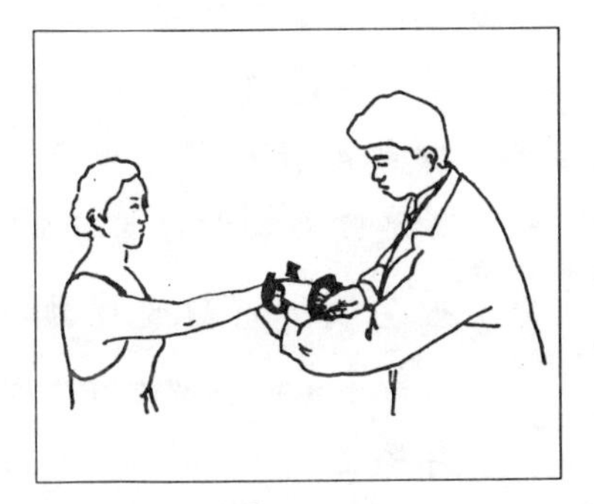

圖 4-26

行 3～5 遍，同時輔以按揉手法。

2. 點按合谷諸穴：重複準備手法，協助患者腕部功能活動，結束治療過程。

七、橈骨莖突部腱鞘炎

橈骨莖突部腱鞘是拇短伸肌及拇長展肌所共用的腱鞘。腱鞘表面覆有腕背側韌帶，其下方為橈骨莖突部之縱溝，形成一個骨性纖維管。此管淺而窄，管底質硬，表面粗糙不平，伸或外展拇指時，肌腱在鞘內滑動摩擦。凡經常而持續地做外展拇指的動作，如洗衣、打毛衣、烹飪以及體操等都易患該部腱鞘炎。由於肌腱在鞘內不斷摩擦，引起創傷性炎症，形成水腫、增生，使肌腱與腱鞘之間產生不同程度的黏連，嚴重者肌腱發生部分纖維斷裂。

臨床表現：

以疼痛與壓痛爲主，侷限在橈骨莖突部周圍，嚴重者可引起手及前臂酸脹，乏力。病程較長者，可觸及腱鞘肥厚感及「吱嘎」響聲，有的會觸及結節樣硬塊，少數患者有彈響現象。因活動拇指可使疼痛加劇，故拇指及腕部活動受限。拇指屈曲內收，其他四指呈握拳狀，主動或被動使腕向尺側傾，可引起劇痛。此爲芬克斯坦徵陽性，有助於臨床診斷。

治療：

㈠ 準備手法

患者取坐位。醫者以拇指點按合谷、內關、手三里、曲池穴各 20～30 秒。

㈡ 治療手法

1. 按揉腕及前臂肌群：醫患對坐。醫者以一手握患手，另一手由下而上按揉腕部，橈骨莖突周圍至前臂，反覆施術 3～5 遍。

2. 推撥腕部、前臂肌群：患者體位同前。醫者以拇指指腹點按腕部橈側的肌腱、肌肉群，並由下而上，作與肌腱、肌肉方向垂直的橫向推撥，而另一手握患側手掌，做與橫向推撥方向相反的旋臂動作。該手法可重複 3～5 遍。

3. 繞環腕關節：患者體位同上。醫者以一手拇、食二指夾持患側腕關節上部，另一手握患側四指，稍有牽引，繼之沿一個方向繞環晃動，逐漸增大繞環幅度，重複 3～5 遍（圖 4-27）。

4. 拔伸拇指：患者體位同上。醫者一手握患側腕部，另一手夾持住拇指指骨，並向反方

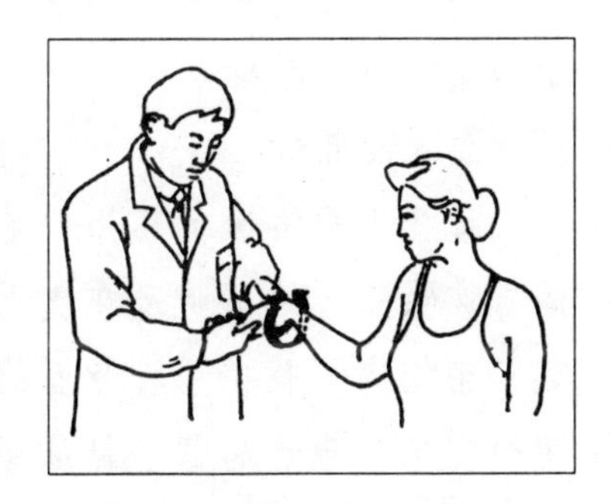

圖 4–27

向拔伸3~5次，逐漸增大力度。

(三) 結束手法

1. 輕按阿是穴：患者取坐位。醫者握其患腕，尋及阿是穴並於阿是穴輕施按壓。

2. 推捋前臂：患者體位同上。醫者一手握其患側手掌，另一手掌虎口握及患腕橈側，自下而上反覆推捋，力度適中，促進循環，使其放鬆，施術1~2分鐘後結束治療過程。

八、腕部腱鞘囊腫

腱鞘囊腫多發生於關節、肌腱附近。腱鞘囊壁是由纖維組織構成，囊內含膠樣黏液。囊腫多出現在腕、踝的關節背面。

囊腫的病因看法不一，有人認為是關節囊或腱鞘膜向外突出形成的疝狀物，有人則認為是關節囊或腱鞘的黏液樣變性物。多數學者認為外傷及慢性勞損是誘發此病的重要因素。

臨床表現：

囊腫生長緩慢，其外形光滑，形如蠶豆，觸之飽滿有波動感，推擠時可在皮下滑動。其基底部分與腱鞘緊密相連。長在手腕背面的囊腫在屈腕時，囊塊則明顯突出。患者局部多無疼痛感，只是在腕關節勞累後，壓之有酸痛感和無力感。

治療：

(一) 準備手法

1. 點按手臂諸穴：醫患對坐。醫者一手握其患肢手掌，另一手以拇指點按合谷、陽谷、陽谿、大陵、陽池、內關、外關諸穴，每穴點按 20～30 秒。

2. 按揉前臂肌群：患者體位同前。醫者以拇指指腹按揉前臂肌群 1～3 分鐘。

(二) 治療手法

1. 按揉囊腫周圍組織：醫患對坐。醫者以拇指指腹輕輕按揉囊腫周圍組織 1～3 分鐘。

2. 擠壓囊腫局部：患者體位同前。醫者雙手托住患側手腕，並用雙手拇指指端猛力擠壓囊腫部位，使之破裂，之後再按壓數次，使囊內液體物質全部擠淨（擠淨之後可施加壓包紮）。

3. 推摩囊腫及周圍組織：患者體位同前。醫者一手托其腕部，另一手以拇指指腹推摩囊腫及周圍組織 1～3 分鐘。推摩方向呈向心性，促進局部循環及吸收過程。

(三) 結束手法

1. 點合谷、曲池穴：患者取坐位。醫者以拇指點按合谷、曲池穴各 20～30 秒。

2. 推摩前臂：患者體位同上。醫者一手托其手臂，另一手以魚際及掌根處推摩患肢前臂，自下而上，施術1～3分鐘，促進其血液循環與炎症吸收。

九、書寫痙攣綜合徵

書寫痙攣綜合徵是伏案工作者常見病之一，多發於教師、作家、畫家、琴師等長期用手、伏案做精細動作的人。臨床認為，此病的發生多與頸椎增生、肩背部肌肉勞損有一定關係。

臨床表現：

症狀多是逐漸發生並加重。最初在勞累時或書寫過程中，僅覺得手指、手臂有些僵硬，易感疲乏倦怠，以後隨症狀加重，書寫時局部肌肉出現痙攣性收縮。嚴重者可因手指屈肌發生嚴重的痙攣性收縮，同時感到肩背部及前臂、全手等處麻木、酸脹甚至疼痛而不能握筆。症狀多在書寫時發生，經休息可有緩解。非握筆之手臂一般無臨床症狀。

治療：

一般採取休息、針灸、推拿、服用維生素類藥物等方法治療。而推拿療法對疏通經絡、解除黏連、緩解痙攣疼痛有較好效果。

(一) 準備手法

患者取坐位。醫者立於一側，以拇指掐點合谷、內關、曲池、少海穴各 20～30 秒。

(二) 治療手法

1. 點按中府、極泉穴：患者取坐位。醫者立於一側，以拇指點按中府穴 30～60 秒，力度稍大，使患者上肢產生沉重酸脹感。

點按極泉穴時，醫者雙手持腕，將患肢高舉，向上牽引。然後左手持患腕之背側，外展高舉向上牽引，以右手四指放於肩項部，拇指放於腋窩肱骨頭頸處極泉穴，逐漸施力按壓，患者感覺拇、食、中指完全麻木。繼之，患肢放於施後位，掌心向上，徐徐下落至 30° 外展位，繼續按壓 30～60 秒。隨之，逐漸放鬆壓肱骨頭頸處的拇指，患者立即感覺有股熱感通過上肢，產生舒暢之感。最後，醫者以左手平抬患肢，右手拇指在原位處指揉 3～5 次。

2. 按揉、推撥前臂屈肌肌群：醫患對坐。醫者以左手托握其右腕處，右手掌托其肘部，以右手拇指點按肱骨內上髁處，施按揉及推撥手法 1～3 分鐘。隨之將受術部位逐漸移行到前臂至腕部，繼續按揉、推撥 1～3 分鐘。

3. 按揉、推撥前臂伸肌肌群：醫患對坐。醫者以右手托握其右腕處，左手掌托握其肘部，以左手拇指點按肱骨外上髁處，施按揉及推撥手法 1～3 分鐘，並將受術部位逐漸移行到前臂至腕部，繼續按揉、推撥

1～3 分鐘。

4. 彈撥橈神經：患者取坐位。患肢處鬆展。醫者站立於右側，一手托扶小臂的固定體位，另一手拇指沿其三角肌後緣橈神經走向處做垂直彈撥 3～5 次，此時患者感有放射到拇指的串麻感，表示彈撥成功。

5. 彈撥尺神經：患者取坐位。患肢外展，屈肘，醫者立於一側，一手握其患肢腕關節，另一手中指指端摸準肘部鷹嘴尺神經溝處，由內向外彈撥 3～5 次，使患者有酸麻感放射至手指，表示成功。

6. 旋臂伸肘：也稱通三關。患者取坐位，上肢外展，肘微屈。醫者立其後右側，一手托扶其肘後部，另一手握其四指，使其逐漸屈肘屈腕，繼而前臂外旋成直臂上舉，醫者施力向上牽拉數秒，隨之使患者屈腕屈肘，前臂內旋，醫者握指之手牽拉患肢，使患手經其胸前、脇下做伸肘關節動作，做到掌心向上，直臂前伸，因施術過程是肩、肘、腕關節同時搖動的過程，著力要持續連貫，靈巧熟練，以 4～6 次為宜（圖 4-28、29、30、31）。

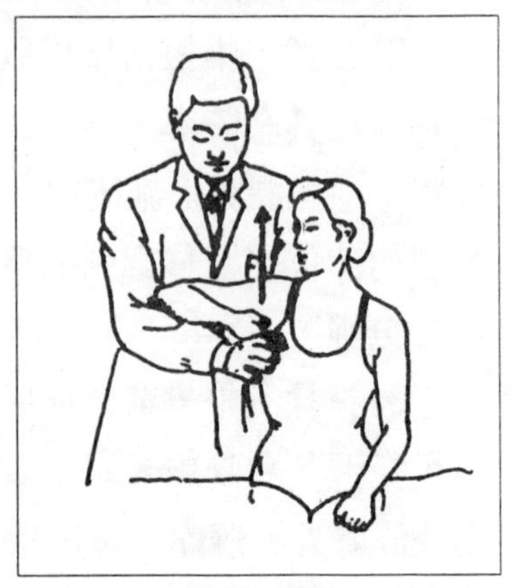

圖 4–28

㈢ 結束手法

1. 叩擊肩背：患者取坐位。醫者立其身

後，雙手半握拳，輕叩其肩背1～3分鐘，促其放鬆。

2. 牽抖上肢：患者體位同前。醫者一手扶右肩，一手握其四指，輕施牽拉之後，以不同方向、角度牽抖患肢數次。最後放鬆還原，結束治療過程（圖-32）。

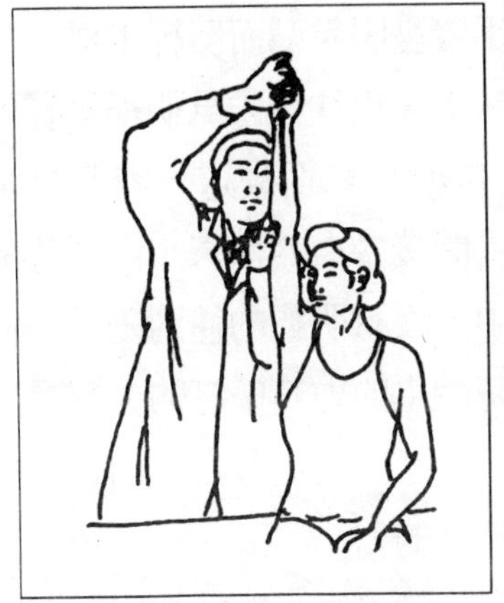

圖 4-29

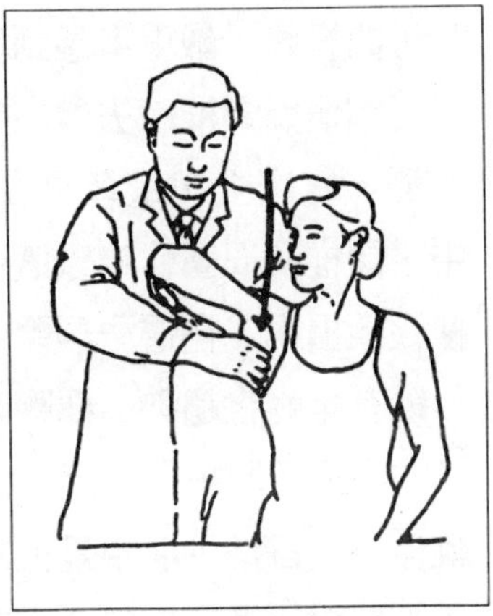

圖 4-30

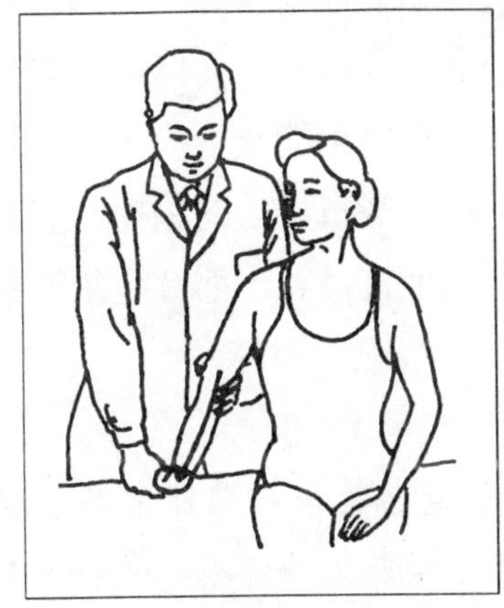

圖 4-31

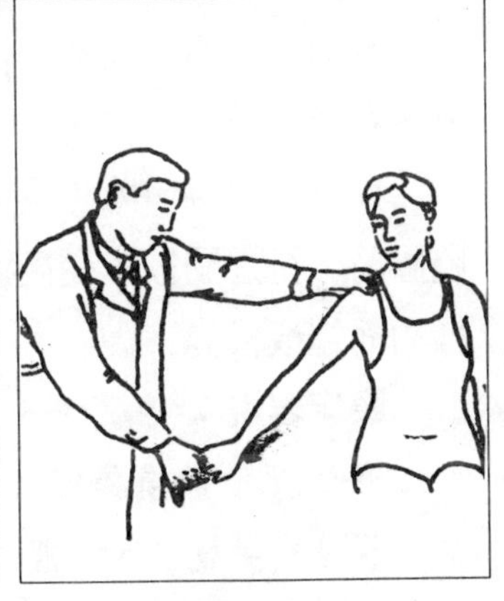

圖 4-32

十、駕駛疲勞綜合徵

司機在工作中經常感到肩背部疲勞，肌肉緊張，雙手握方向盤時，在不知不覺中，雙肩收緊端起，極力放鬆也很難鬆弛下來。同時伴有頸部肌肉疼痛、頭部轉動時可聞響聲。嚴重者感到手臂發脹發麻而影響工作。

因懷疑頸椎病去醫院診治，也往往未見明顯器質性改變。實際上，這多是在長期行車駕駛這一特殊環境中，頸椎及周圍軟組織遭受間接暴力的傷害，而引起的揮鞭樣損傷。在這一群體中，沒有明顯的性別差異，而年齡有年輕化趨勢。揮鞭時產生的力其擊打的力點是在鞭的末尾（鞭梢），產生的破壞作用也最大。而這種揮鞭樣力在日常生活中是很常見的。

司機駕車，也包括乘客，隨著汽車的猛然起動和緊急剎車，由於慣性作用，人體猛然前衝後仰，而頸椎及周圍軟組織也隨之突然大幅度前伸後縮，而造成損傷，乘客在無精神準備的情況下，損傷可能更重些。

此外，球場、冰（旱）場、賽車場上的相撞及突遇路障時，行進間被人從後猛烈地推搡等，都會產生揮鞭樣力而造成損傷。

臨床表現：

遭受揮鞭樣損傷後，嚴重者其頸椎關節常發生移位、脫位或半脫位，可壓迫椎動脈、神經根、脊髓，患者頸部疼痛，轉動不靈活，頭暈，後背酸脹疼痛等一系列頸椎病症狀。而更多的人則是輕微、慢性損傷的積累，其表現正如前文所述。這可能是日後患頸椎病的一個誘因。

治療：

(一) 準備手法

1. 掐合谷、內關、曲池、少海穴：患者取坐位。醫者立一側以拇指點掐合谷、內關、曲池、少海穴各30秒左右。

2. 點按大椎、肩中俞、天宗、肩井穴：患者體位同前。醫者立其後，分別點按大椎、肩中俞、天宗、肩穴各30秒左右。

(二) 治療手法

1. 按揉風池：患者取坐位。醫者立其後，左手扶其額頭，右手以拇指、食指掐點風池穴，輔以按揉手法1分鐘。

2. 按揉頸肌：患者體位同前。醫者立其後，以右手拇指與其餘四指對頸肌群施按揉手法3～5分鐘，使其盡量放鬆，恢復其彈性。

3. 推摩後背：患者體位同前。醫者立其左側，以左手扶其肩部，右手以掌及掌根部自上而下推摩其後背，重複推摩8～10次，可適當增大力度。

4. 搖雙肩：患者取坐位。雙上肢外展屈肘，雙手交叉抱於頭後部。醫者立其身後，雙手掌心相對，分別抵住患者雙肘後部，兩手交錯用力，使患者肩部做上下、前後回旋搖動，要求用力協調，柔緩、幅度漸增，反覆4～6次。然後反方向施術4～6次（圖4-33）。

5. 展肩擴胸：患者取坐位。醫者立其後，以一腿足踏座椅，用膝關節頂住患者後背，兩手掌按扶患者雙肘前方，同時向後用力拉肘，使患者展肩擴胸，重複4～6次。注意展肩擴胸不可超出生理範圍（圖4-34）。

6. 搓上肢：患者取坐位，雙臂自然下垂。醫者以雙手掌夾持患者一側上臂做前後方向的搓動，並逐漸下移，使受術部位遍及整個上肢，重複3～5遍，然後左右肢交替進行。

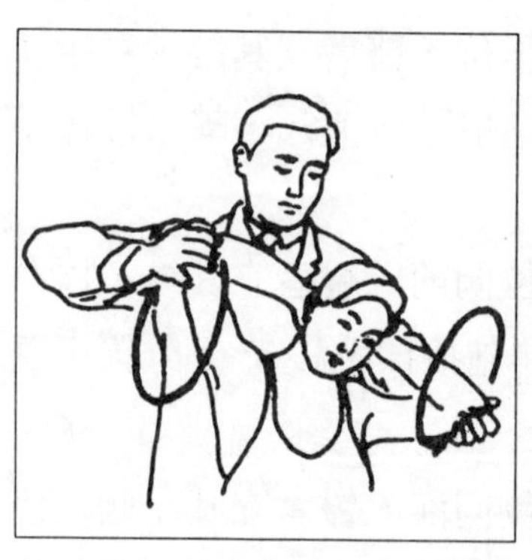

圖 4–33

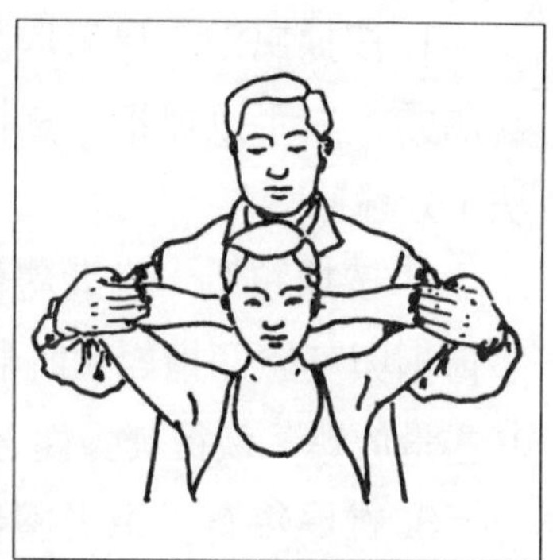

圖 4–34

㈢ 結束手法

牽抖上肢。

患者取坐位，患肢外展 30°～40°。醫者立其一側，一手扶按同側肩關節，另一手拇指與其餘四指相對捏拿腕關節，在充分放鬆的狀態下，沿上肢軸線行向遠心端方向的牽拉抖動，使上肢隨之抖動以求放鬆，注意施力應持續，牽抖自然輕巧，抖幅不宜過大。

第五章

下肢軟組織損傷的推拿療法

一、股內收肌損傷

股內收肌為大腿內側肌肉，由內收長肌、內收短肌、內收大肌三塊肌肉組成。

當股內收肌猛烈收縮或大腿大力內收突然遇到阻力時（如踢足球時的對腳，籃、排球運動員左右移動時腳內側的踢碰及武術運動員劈叉接快速收腿成直立動作），或內收肌長時間過度收縮牽拉時（騎馬），都可使內收肌的肌纖維發生變性，撕裂，血管破裂出血，組織黏連，而形成股內收肌的損傷。

臨床表現：

患者大腿內側疼痛，呈持續性脹痛或牽扯樣痛，或撕裂痛，嚴重者膝髖關節呈半屈曲狀被動體位，行走時以足尖點地跛行。在損傷處有明顯腫脹，壓痛，或皮下淤血，相鄰組織發生保護性痙攣時，可觸摸到質硬而呈條索狀的病變組織。大腿內收阻抗試驗或在兩膝之間夾持重物時，損傷處會出現劇烈疼痛。

治療：

(一) 準備手法

1. 點掐太衝、解谿、太谿穴：患者仰臥。醫者立於一側，用拇指點掐患肢的太衝、太谿、解谿穴各 30 秒左右。

2. 點按足三里、風市、髀關穴：患者體位同上。醫者以拇指點按患側的足三里、風市、髀關穴各 30 秒左右。

(二) 治療手法

1. 點按股內收肌痛點：患者取側臥位（也可取直立位）。醫者以拇指或中、食二指探找出內收肌內緣及其壓痛最明顯處，施點按手法。力量由輕到重，再由重到輕，重複 5～8 次。（圖 5-1）。

2. 彈撥、揼揉內收肌：患者仰臥（也可直立）。醫者以拇指置內收肌壓痛點的後方，向前頂住內收肌內緣，並沿其邊緣向前彈撥揼揉，反覆數次。也可用拇指及其他四指用力提拉內收肌內緣，隨之施彈撥手法數次。要求力度適中，手法不宜過快（圖

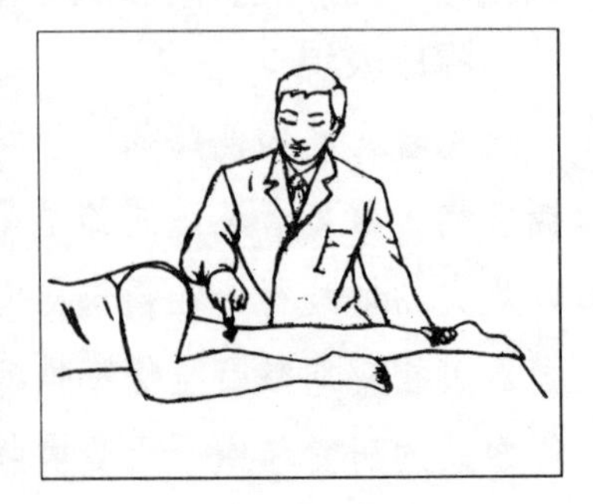

圖 5–1

5-2）。

3. 分筋、彈撥、理順內收肌：患者體位同前。個別患者可在大腿內側觸摸到變硬的呈條索狀病變組織。此時醫者可在其垂直方向上以拇指指尖做分筋手法數次，再以拇指指腹施彈撥手法，繼而再順其方向做理順按壓手法。醫者視病情重複治療手法數次，多數患者，特別是對兒童內收肌損傷有良好的效果。

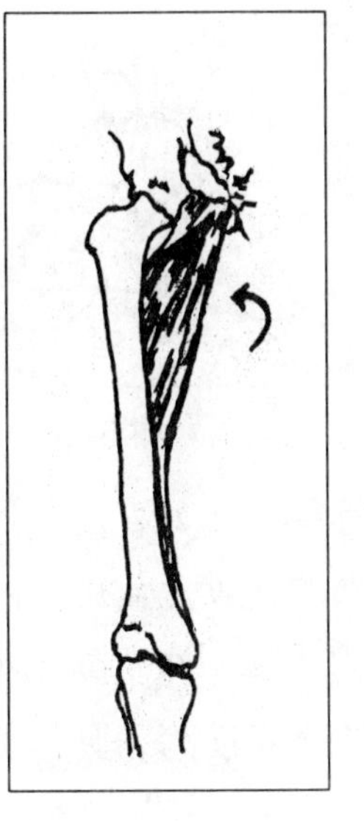

圖 5–2

4. 提拿、按揉大腿前群、內側群肌肉：患者仰臥。醫者立於一側，以雙手掌提拿、按揉大腿前群和內側群肌肉，受術面積要大，施力由輕到重，再由重轉輕，以促進血液循環，減少或防止黏連，有利於恢復。

(三) 結束手法

1. 點按足三里、風市等穴：患者仰臥。重複準備手法 2。

2. 按壓患肢：患者仰臥，壓髖、屈膝收於胸前。醫者施力按壓 1～3 次，復原（圖 5-3）。

3. 牽拉抖動患肢：患者仰臥。醫者立於床尾，手握患肢踝關節，輕輕向下牽拉，繼而上下抖動 3～5 次，

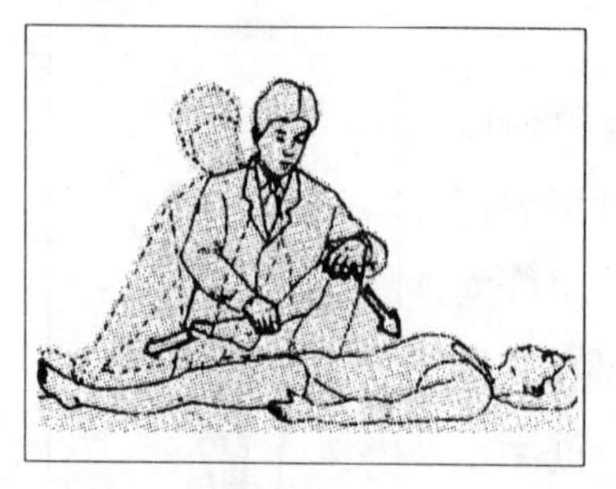
圖 5–3

以求肌肉整理放鬆，並結束治療。

二、膕繩肌損傷

膕繩肌是指大腿後側的股二頭肌和半膜半腱肌。外力打擊、碰撞等急性暴力直接作用於大腿後部，或者各種超生理範圍的運動（武術中的踢腿、壓腿、劈叉動作）或急速的伸膝、伸髖動作（短跑中的起跑，羽毛球、擊劍中的大步前跨等動作），都可因膕繩肌在較大牽拉力的作用下，使肌纖維、結締組織等發生撕裂、炎性滲出黏連等病理變化，由此產生的反射性肌痙攣導致劇痛，產生功能障礙。

臨床表現：

如果損傷發生在坐骨結節鄰近部位，可在坐骨結節鄰近處有持續性鈍痛，活動時加劇，重複受傷動作時更爲明顯。如果在大腿後側中下 1/3 處局部有撕裂樣或牽拉樣鋭痛，多爲肌腹損傷。

而臨床上常見的股二頭肌止點處損傷多表現爲腓骨小頭處有鈍痛，活動時加重，特別是在小腿屈曲外旋時更明顯，並可累及脛腓關節，使脛腓關節出現鬆動和疼痛。

檢查時多見局部隆起，個別者皮下淤血，有明顯壓痛，也可觸及條索狀，質地較硬的肌束。如果肌腱斷裂，可在斷裂處觸及凹陷。血腫形成者會有波動感。做屈膝阻抗試驗，可引發疼痛或加劇疼痛。傷熱嚴重者會產生跛行，功能障礙

圖 5-4 為股二頭肌解剖位置。

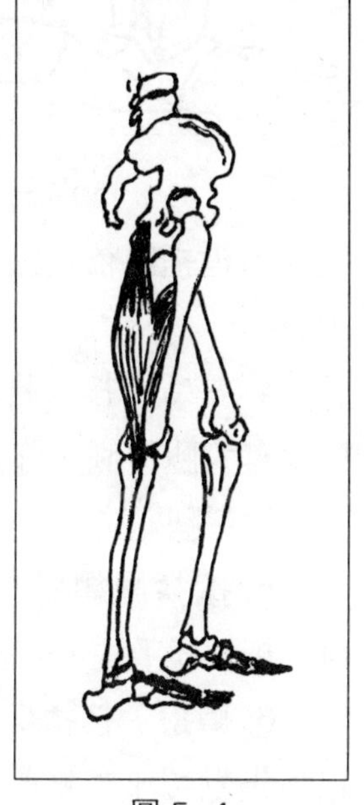
圖 5-4

治療：

(一) 準備手法

1. 點掐太衝、太谿、解谿穴：患者仰臥。醫者立其一側，以拇指點掐患肢的太衝、太谿、解谿穴各 30 秒左右。

2. 點按足三里、風市、髀關穴：體位同前。醫者以拇指分別點按足三里、風市、髀關穴各 30 秒左右。

(二) 治療手法

1. 牽拉患肢：患者仰臥。醫者將患肢足踝夾於右腋下，以前臂背側托住患者小腿之後側，左手搭於患肢膝關節的前側，以右手搭於左手前臂中 1/3 處，此時用力夾持患肢向下牽引 1～2 分鐘。

2. 點按環跳穴：患者取俯臥位。醫者站於側面，以肘尖由淺入深地向下按壓環跳穴，同時做環轉回旋

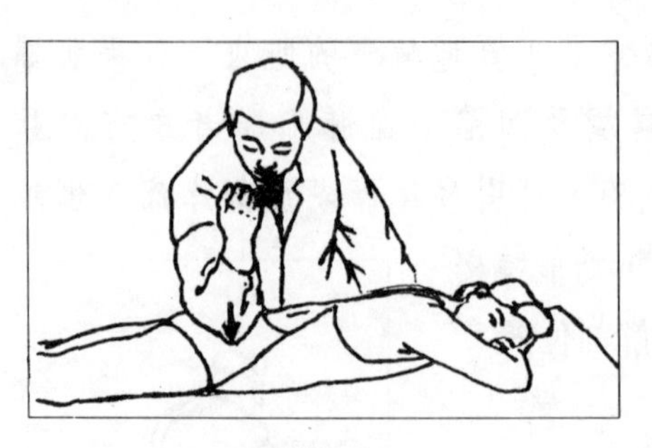

圖 5–5

揉動，要求力度適中，重複 2～4 次（圖 5-5）。

3. 點按承扶、殷門、委中、承山穴：患者俯臥。醫者站於側面，以肘尖或拇指指腹依次點按承扶、殷門、委中、承山穴各 30 秒。

4. 提拿、按揉膕繩肌：患者俯臥。醫者以單手或雙手置大腿後側，施大力提拿、按揉手法 1～3 分鐘，充分放鬆膕繩肌。

5. 擦揉膕繩肌：體位同前。醫者一手置膕繩肌處，施擦揉手法 1～3 分鐘。

6. 彈撥、按揉坐骨結節處：患者體位同前。醫者以拇指點按坐骨結節處（該肌起始處），繼而施彈撥手法 1～3 分鐘，以緩解痙攣，減少黏連，促進炎症的吸收。最後施理順手法，促其平復。

7. 彈撥腓骨小頭處：患者俯臥，屈患肢小腿約 45°。醫者立於患側擦一手握踝關節扶托固定，另一手放患肢膝關節前方，用拇指指端按壓腓骨小頭後側，做前後方向的彈撥　揉 1～2 分鐘，繼而輔以膝關節的屈伸活動，屈膝時向前推，伸膝時向後推。如觸及位於此處的腓總神經，可有觸撥琴弦之感，以患者有麻脹感為佳（圖 5-6）。

(三) 結束手法

1. 點按承山、委中、殷門、承扶穴：患者俯臥。醫者用拇指點按承山、委中、殷門、承扶穴各 30 秒。

2. 牽拉下肢：患者俯臥。醫者雙手抱握患肢踝關節，旋牽拉之力，繼之抖動 1～3 次。

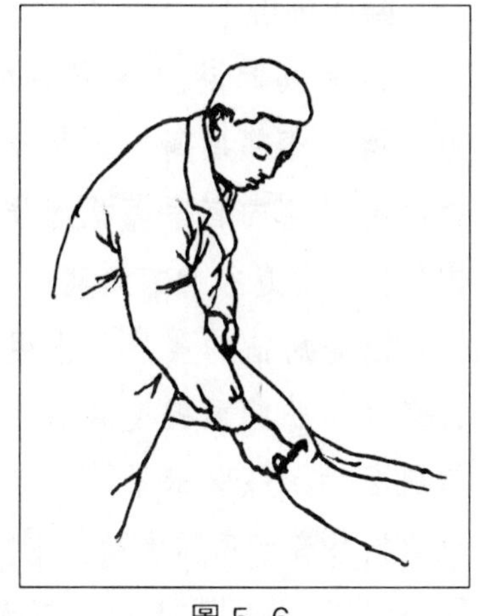
圖 5–6

3. 推摩下肢後側肌群：患者體位同前。醫者以全手掌推摩下肢後側肌群，自下而上，用力適度，持續約 1 分鐘。

三、髕骨勞損

髕骨勞損也稱髕骨軟化，是一種常見的慢性勞損性疾病。其主要病理變化是軟骨的退行性病變，多是由於膝關節在半蹲位長期反覆做屈伸扭轉動作，致使髕骨與股骨髁關節面不斷相互撞擊、捻搓、摩擦而引起的磨損性損傷。其病程緩慢，多數患者主觀上沒有損傷的感覺，只有少數人有較明顯的外傷史，並多伴有膝關節附近的其他復合性損傷。這些損傷與髕骨軟化勞損的成因往往有著因果的關係。

臨床表現：

該病初起時，患者多感膝關節內不適，酸脹無力，繼之膝部疼痛，走路時不明顯，上下坡或上下樓梯時感覺膝內有摩擦樣疼痛，但往往指不出疼痛的具體位置，休息後會有好轉。

隨著病情的發展，出現患肢發軟半蹲痛，單腿支撐痛等，膝關節輕度腫脹，會有少量積液，繼而股四頭肌萎縮，膝關節不穩，活動時可產生「嘎吱」聲或近似捻發音。患腿由站立支撐逐漸屈膝，當腿屈到130°～150°時出現疼痛，超過150°時，疼痛消失或減輕。

另外，患者髕骨下有摩擦粗糙感，髕骨周圍指壓性疼痛，此爲髕骨勞損的重要體徵。

治療：

有關髕骨勞損的治療方法很多，但效果均不理想，而推拿按摩是預防和治療髕骨勞損的重要手段，可有效防止膝關節周圍肌肉，尤其是股四頭肌的萎縮與機能減退，改善循環，消除積液，減輕疼痛，提高膝關節的負荷能力，促進病損的恢復。

(一) 準備手法

患者仰臥。醫者立於一側，以拇指點掐或點按太衝、太谿、解谿、三陰交、足三里、陽陵泉穴各30秒左右。

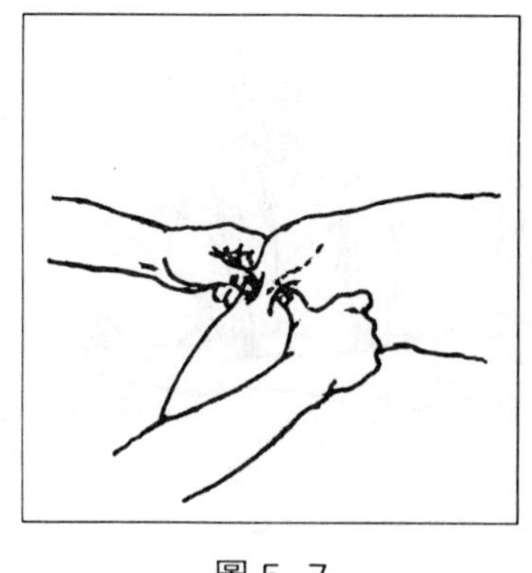

圖 5–7

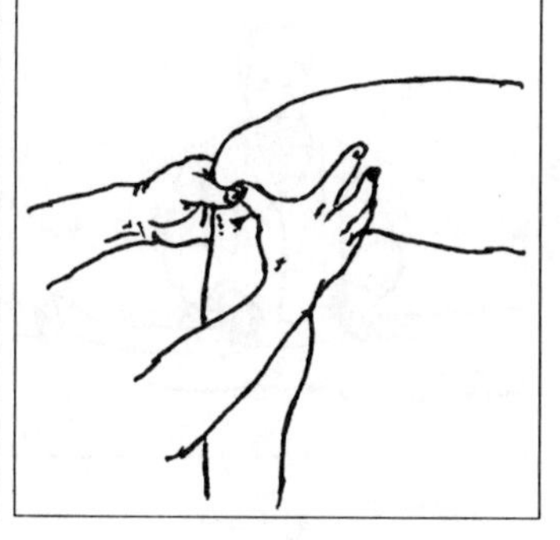

圖 5–8

(二) 治療手法

1. 點按雙膝眼：患者仰臥，患肢屈膝約90°～120°。醫者站立或坐其對面，用雙側拇指點按雙膝眼穴 30～60 秒，同時輔以振顫法，逐漸加力，以疏通氣血，改善營養狀況（圖 5-7）。

2. 推按髕骨：患者取仰臥位，屈膝約 90°左右。醫者或立或坐於患側，雙手拇指重疊，由下向上推按髕骨下緣及整個髕骨。此手法穩而滲透，重複 6～8 遍（圖 5-8）。

3. 扣提髕骨、刮掐髕緣：患者取仰臥位，伸直患膝。醫者用手指扣住患膝髕骨並向上提起，同時以拇指在髕骨下及髕骨四周做不同方向的刮、掐，輔以點按手法，是治療過程中的主要手法，可有效地改善局部血流和營養，促進損傷組織的修復，緩解臨床症

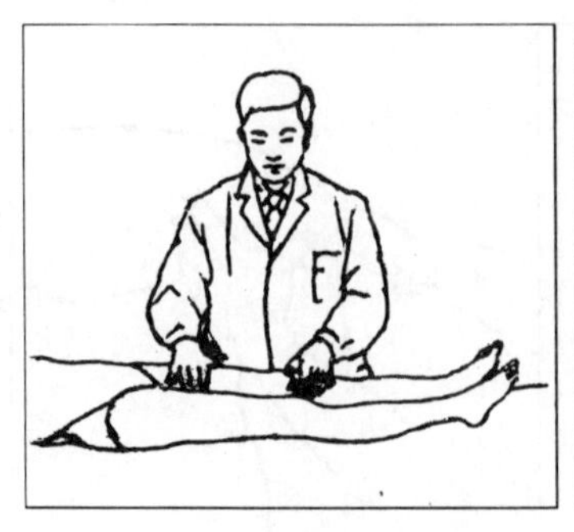

圖 5–9

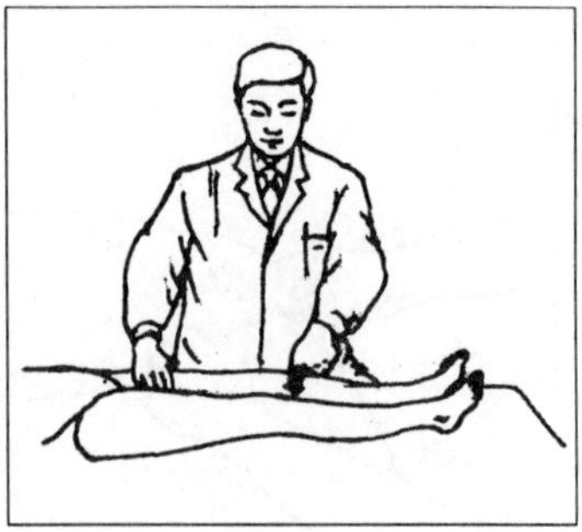

圖 5–10

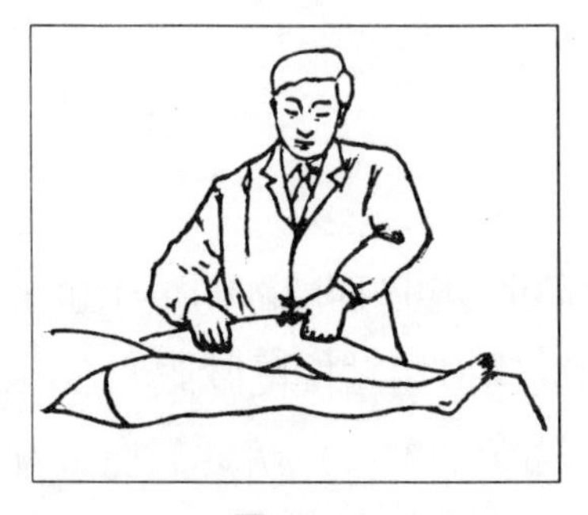

圖 5–11

狀。故該手法施術時間可略延長（圖 5-9、10、11）。

4. 抱揉患膝：患者體位同前，患腿屈膝約 90°。醫者用雙手掌合抱患膝，相對用力，交替做抱揉手法 8～10 次，以產生熱感達及深層。

5. 彈撥髕韌帶：患者體位同前。醫者以拇指指腹置患膝髕韌帶，做與髕韌帶垂直方向的彈撥手法，反覆 8～12 次，以增強髕韌帶的彈性。

6. 提拿、按揉股四頭肌：患者仰臥。醫者立一側，雙手掌置於患肢，對股四頭肌施提拿、按揉之法，力度由小及大，施術 3～5 分鐘，以增強血運，改善營養，防止股四頭肌萎縮，增強股四頭肌力量。

7. 擦壓股四頭肌：患者仰臥。醫者立於一側，雙手握實拳，以四指近節背側著力於施術部位，從上而下相對用力按壓。揉壓速度不宜過快，用力適中，重複3～5次（圖5-12）。

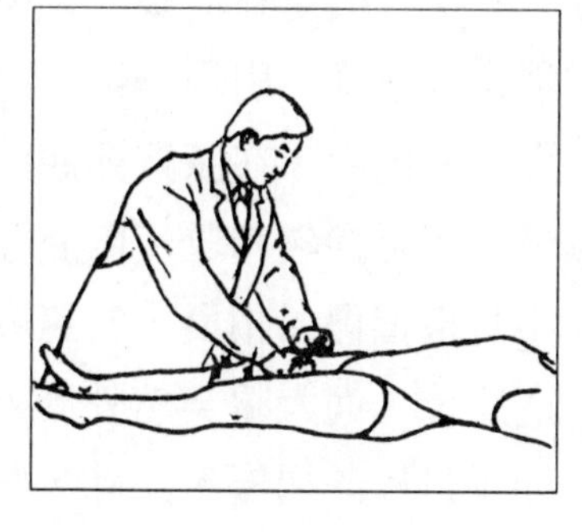
圖 5–12

(三) 結束手法

1. 點按風市、血海、伏兔、髀關穴：患者仰臥，患肢伸直。醫者拇指分別點按風市、血海、伏兔、髀關穴各30秒左右。

2. 牽拉下肢：患者仰臥。醫者立於床尾，雙手抱握患肢踝關節上部，稍向下牽拉，囑患者反覆做患肢股四頭肌收縮動作（繃勁）。

3. 抖動下肢：患者體位同前。醫者雙手分握患者雙踝，輕輕抖動下肢3～5次，最後復原，結束治療。

四、膝關節半月板損傷

半月板是膝關節內的半月形軟骨盤，切面呈三角形。每個膝關節內，有外側半月板呈「O」形，內側半月板呈「G」形。半月板在膝關節內的主要功能是增加膝關節的靈活性，使膝關節易於屈伸、旋轉等活動。同時增加膝關節的穩定性，防止其過度屈伸與旋轉，可調節關節內的壓力及滑液分佈，吸收外界對膝關節的衝擊，起減震緩衝作用。

半月板受到損傷，會失去其正常功能，靈活性與穩定性下降，出現一系列症狀與體徵。患者大多有明顯的外傷史，在膝關節屈曲時，小腿固定於外展外旋位，大腿突然內收、內旋並伸膝時，就可能造成內側半月板損傷。相反，當膝關節屈曲，小腿固定於內收內旋位，而大腿突然外展外旋並伸膝時，就會造成外側半月板的損傷。此外，膝關節突然過力猛伸，也可使半月板損傷。

臨床表現：

患者受傷後，膝關節劇烈疼痛，由於伴有韌帶、滑膜損傷，產生積液，造成關節腫脹，膝關節活動時，可有清脆響聲並有疼痛。在走路或做某個動作時，膝關節突然不能屈伸，有一種被卡住的感覺稱爲「交鎖」，這是破裂的半月板卡在股骨髁與脛骨平臺之間所致。如慢慢屈伸或扭轉膝關節時可能自行解鎖。不少患者於損傷後很快出現股四頭肌張力減低和肌肉萎縮，所以一經確診，需手術者應立即手術，傷勢較輕者，儘早施推拿療法和運動療法，以活血化淤，消腫止痛，促進修復，防止肌肉萎縮，增強肌力，改善膝關節功能。

治療（以外側半月板損傷爲例）：

（一）準備手法

患者仰臥。醫者立於一側，以拇指點按太衝、解谿、崑崙、太谿、陽陵泉、足三里穴，每穴 30 秒左右。

(二) 治療手法

1. 捏揉放鬆下肢肌群：患者仰臥。醫者立於一側，以推摩、按揉手法施術於患肢前側、外側肌群以及相鄰組織，促其放鬆，施術時間約 1～3 分鐘。

2. 點按雙膝眼：患者仰臥，患肢屈膝約 90°。醫者坐其床沿一側，以雙手拇指同時點按雙膝眼，輔以振顫手法，使力滲透深層，施術約 1～3 分鐘。

3. 圈晃小腿：患者體位同前。醫者一手扶患膝，另一手握其足踝部，帶動小腿在膝關節處做平穩連續地屈、旋內、伸的圈晃動作，幅度逐漸增大，重複 3～5 遍（圖 5-13）。

4. 歸合患膝：患者體位同前。接上手法，醫者以一手扶患膝外側，另一手握其足踝部，並向內、向前推小腿，使患膝旋內屈曲。之後，醫者一手按壓膝外側間隙，另一手順勢扳小腿，使其在膝關節處伸直，反覆數遍，逐漸使外側半月板復位。

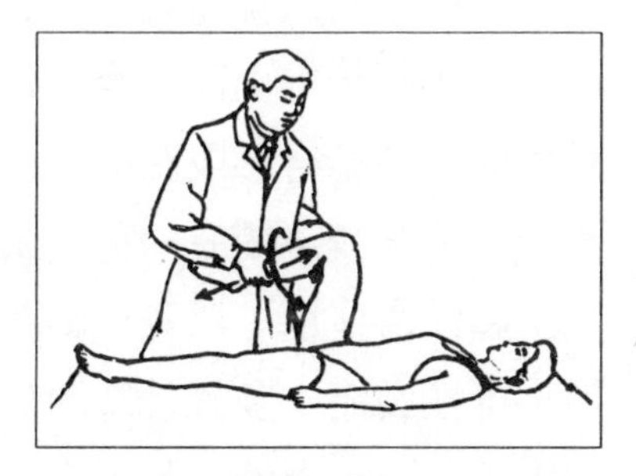

圖 5–13

5. 按壓患膝：患者仰臥，患肢屈髖屈

膝收於胸前。醫者扶按患膝，逐漸施力向下按壓，而另一側下肢盡量伸直放平。該手法重複3～5次。

6. 抱揉患膝：患者仰臥，患肢屈膝約90°。醫者雙手抱膝，交替施力抱揉膝關節1～3分鐘，使其產生溫熱感。

(五) 結束手法

1. 按揉股四頭肌：患者仰臥。醫者雙手置股四頭肌處施按揉、捏拿手法1～3分鐘，以防止股四頭肌萎縮。

2. 點按足三里、陽陵泉、陰陵泉：患者體位同上。醫者以拇指點按足三里、陽陵泉、陰陵泉穴各30秒。

3. 牽拉患肢：患者仰臥。醫者立床尾，雙手握其雙踝，施牽拉之力，繼而徐徐上下抖動1～3次，復原後結束治療過程。

五、跟腱腱圍炎

小腿後側的腓腸肌起自股骨的內上髁與外上髁，兩頭於小腿後中上部匯合，並向下移行再與深層的比目魚肌肌腱結合形成跟腱，止於跟骨結節。跟腱與其表層的深筋膜之間有一種腱圍組織，在踝關節屈伸過程中起潤滑作用，以避免跟腱磨損。跟腱腱圍炎是一種損傷性炎症，多於長時間步行或猛烈跑跳後引發。如天氣寒冷、準備活動不充分時做猛力蹦跳，或急速起跑時，肌肉急劇收縮拉傷腱圍組織，如治療不及時反覆發作，會使損傷逐漸加重。

急性損傷，腱圍組織破裂出血，引起損傷性反應，以後腱圍之間以及腱圍與跟腱之間發生黏連造成韌性下降。而慢性損傷，由於代謝失償，血運障礙，營養不足引起變性或組織黏連或組織壞死。臨床上常見到體操運動員、芭蕾舞演員因此導致的跟腱斷裂病例。

臨床表現：

1. 跟腱疼痛：早期疼痛發生於活動開始時，經準備活動疼痛減輕，但用力時仍痛，嚴重者上下樓、走路都可引起疼痛，任何牽扯跟腱的動作都可能引起疼痛。

2. 壓痛：壓痛的部位比較淺表，捻動跟腱時感到疼痛，晚期可觸摸到疙疙瘩瘩的小隆起，可聞「嘎吱」聲或類似捻發音。

治療：

跟腱腱圍炎的治療，應以中醫中藥及理療為主，不提倡多次使用激素封閉療法。推拿療法可收到較好療效。

(一) 準備手法

1. 點掐太衝、解谿、崑崙諸穴：患者仰臥。醫者立於一側，以拇指掐點太衝、解谿、崑崙、太谿、三陰交、懸鍾穴各30秒。

2. 抱揉踝關節：患者仰臥。醫者雙手抱握患側踝關節，施抱揉之手法1～3分鐘，充分放鬆踝關節及周圍組織。

(二) 治療手法

1. 提拿、按揉小腿後側肌群：患者俯臥。醫者立於一側，雙手掌置小腿三頭肌處施提拿、按揉手法1～3分鐘。

2. 刮內踝、外踝後側：患者俯臥。醫者站於床尾一側，雙手半握拳，以食指第1指間關節背側處，自上而下，輕刮踝尖後側之跟腱處。力度逐漸加大，施術部位逐漸增長至小腿，頻率不宜太快，施術時間可稍長，手法結束前力度由重變輕。左右手交替進行。

3. 按壓跟腱：患者俯臥。醫者立其床尾一側，雙手拇指併排，輕輕按壓跟腱，自下而上壓至肌腹，反覆3～5次。

4. 彈撥跟腱：患者俯臥。醫者以拇指置跟腱後緣，由下而上，施與跟腱方向垂直的彈撥手法3～5分鐘，頻率宜緩，施力宜柔（圖5-14）。

5. 捋跟腱：患者俯臥，患肢屈膝90°左右，足心向上。醫者立於一側，一手握住足前部，使踝關節背伸，另一手拇、食指屈指間關節，以拇指指間關節尺側及食指遠端指間關節橈側分別夾住跟腱兩側，做快

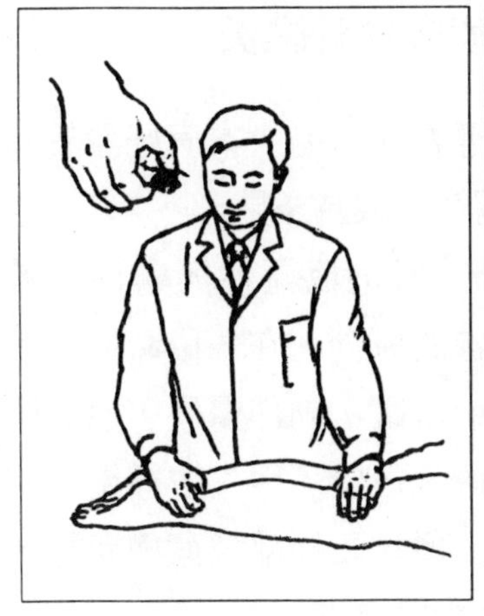
圖 5–14

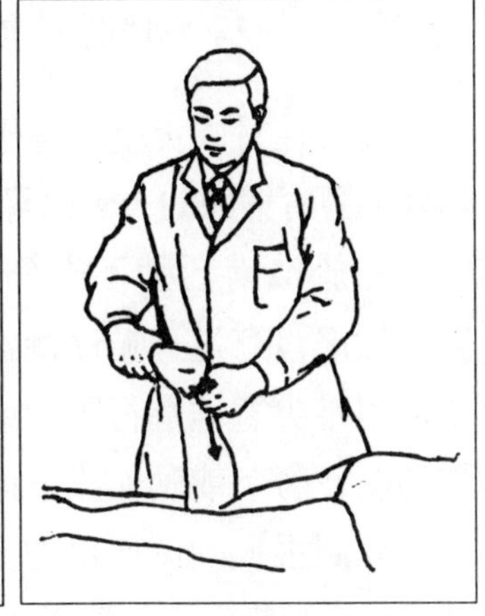
圖 5–15

速往返捋動，要求施力均勻、連貫，可重複進行 6～8 次（圖 5-15）。

6. 抱揉足跟：患者俯臥。醫者雙手夾住足跟，繼而抱揉 1～3 分鐘。

(三) 結束手法

1. 按揉、提拿小腿後群肌：重複治療手法 1。

2. 點按承山、委中諸穴：患者俯臥。醫者以拇指點按承山、委中、殷門、承扶穴各 30 秒。

3. 伸膝勾足：患者仰臥。囑患者伸膝繃直，盡力勾足背伸。醫者立於一側輔助其完成，每次持續 3～5 秒，重複 3～5 次。然後復原放鬆，完成治療過程。

六、脛腓骨疲勞性骨膜炎

疲勞性骨膜炎是一種應力性損傷，本病好發於初始參加體育鍛鍊的人，以青少年較為多見。

由於準備活動不充分，肌肉協調性與靈活性較差，加之沒有遵守循序漸進的原則，在一段時間內過多地用足尖著地進行跑步或跳躍，動作僵硬，屈肌肌群過度疲勞，或動作不正確，造成落地失去緩衝，使小腿受到很大的反作用力，增加了局部負荷與牽拉，常使小腿脛腓骨發生疲勞性骨膜炎。

臨床表現：

患者主要表現爲練習後脛腓骨局部出現疼痛和壓痛，大運動量後疼痛加重。早期有局部皮膚發紅，觸之有灼熱感，局部多有指凹性水腫。病程較長的人，在脛骨骨面上會有或觸及粗糙不平或硬性腫塊隆起，伴有機能障礙，照X光線有助於明確診斷。

治療：

患病早期減少運動量，對症治療。如是疲勞性骨折，應按骨折處理原則處理。此外，推拿療法有助於損傷的恢復。

(一) 準備手法

患者仰臥。醫者以拇指點按解谿、足三里、陰陵泉、陽陵泉穴各30秒。

(二) 治療手法

1. 踝關節功能練習：患者俯臥。醫者立於床尾，雙手抱握患者足踝，協助患者完成踝關節的屈伸、內翻、外翻、左右繞環功能位練習 3～5 次。要求每個功能位的動作可牽拉靜止數秒，逐漸增加踝關節活動幅度與力度。

2. 按揉脛骨後緣：患者仰臥，患肢屈膝約 90°～100°。醫者以拇指或中指沿脛骨後緣自上而下（自陰陵泉穴附近向下經三陰交穴至跟腱處）施按壓、推揉手法，反覆進行 3～5 分鐘。

3. 按揉脛骨前面：患者體位同前，患肢屈膝約90°～100°。醫者用手掌或拇指指腹沿脛骨前面由下至上，反覆進行按揉、推摩，要求力度適中，不能碰破皮膚，以促進炎症消退與吸收。

4. 彈撥脛骨前緣：患者體位同前。醫者以拇指指腹置脛骨前緣（也稱前嵴），由下至上行彈撥手法 3～5 次，以促進腫脹下陷，隆起消失。

5. 擦揉小腿三頭肌：患者呈俯臥位。醫者在小腿三頭肌處施擦揉之法 1～3 分鐘，促進血液循環，增加肌肉、跟腱組織彈性。

(三) 結束手法

1. 掐按崑崙、太谿穴：患者俯臥。醫者以拇、食二指對指動作掐按崑崙、太谿穴約 30 秒。

2. 推摩下肢後群肌：患者俯臥。醫者以手掌推摩下肢後群肌，持續約 1 分鐘，然後結束治療。

七、梨狀肌損傷綜合徵

梨狀肌屬盆內肌，起自第 2～4 骶骨前面兩側，骶前孔的外側。肌束向外集中，經坐骨大孔出小骨盆至臀的深部移行腱，繞過髖關節囊後面，止於股骨大轉子尖。梨狀肌收縮時，可使大腿外旋外展。梨狀肌損傷大多是在大腿內旋屈髖蹲位時，突然外旋起立引起拉傷，損傷後常累及坐骨神經，成為引起坐骨神經痛的原因之一，故稱為梨狀肌損傷綜合徵。

該病大部患者都有典型的外傷史，在損傷後即引起明顯症狀而就診，也有少數患者由於反覆小損傷後症狀逐漸明顯而就診。

圖 5-16〈1〉為坐骨神經與梨狀肌的解剖關係，圖 5-16〈2〉為坐骨神經穿過梨狀肌的解剖變異情況。

臨床表現：

梨狀肌損傷綜合徵主要表現爲，損傷後即感到臀部疼痛，因疼痛部位較深，故不能很快明確指出疼點，疼痛性質爲銳痛，呈刀割樣或牽拉樣或蹦跳樣，並向下肢放射。會因走路及腹壓增大如咳嗽、打噴嚏時疼痛加劇，患者因疼痛而呈強迫體位。該病與腰椎間盤突出症、坐骨神經炎相似，故需鑒別。

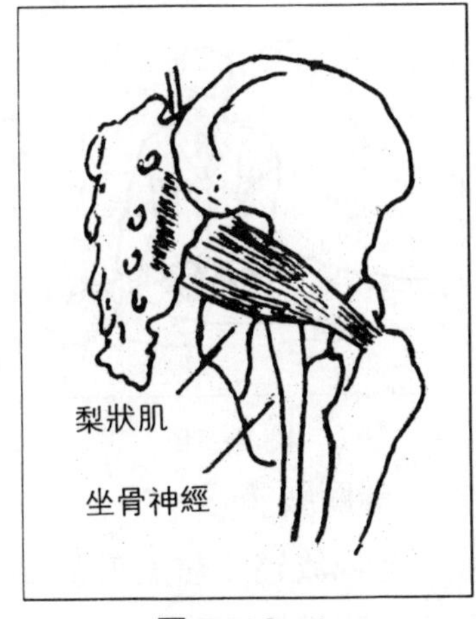

圖 5–16 <1>

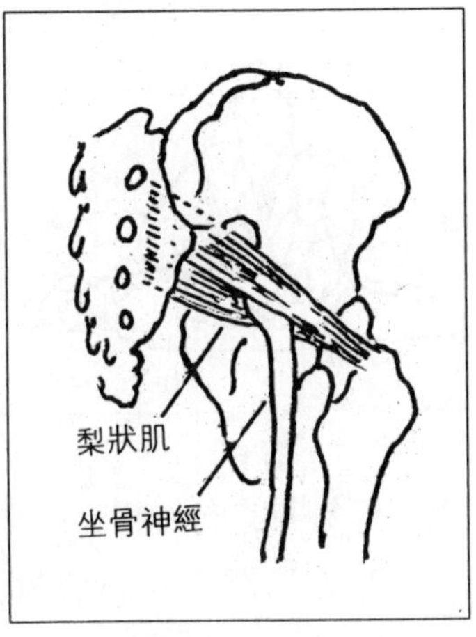

圖 5–16 <2>

治療：

(一) 準備手法

1. 點掐太衝穴：患者仰臥。醫者立其床尾，以雙手拇指掐太衝穴 30～60 秒，使其產生麻脹之感。

2. 點按太谿、解谿、足三里、風市穴：患者體位同前。醫者以拇指分別點按太谿、解谿、足三里、風市穴各 30 秒左右。

(二) 治療手法

1. 點按承山、委中、殷門、承扶穴：患者俯臥，雙臂自然擺放軀幹兩側，全身放鬆。醫者立其一側，以拇指點按承山、委中、殷門、承扶穴各 30～60 秒，使其產生較明顯的酸脹痛感。有的患者在點按承山穴

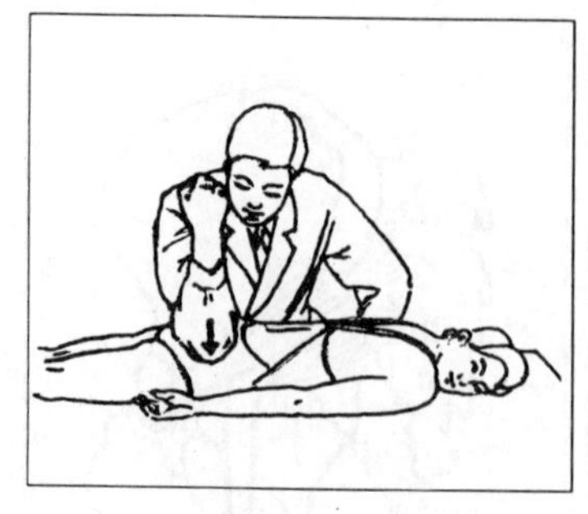

圖 5–17

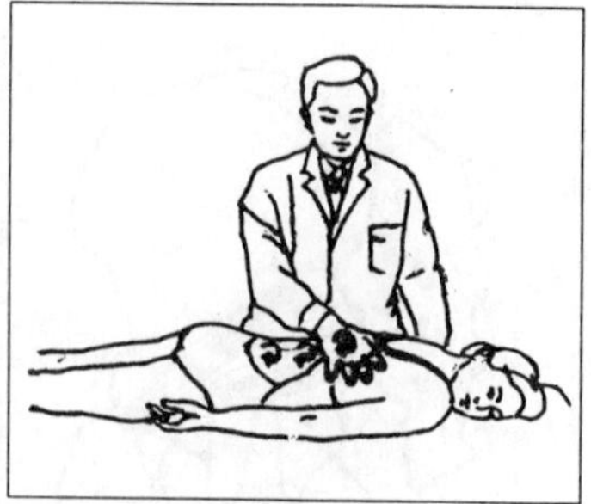

圖 5–18

時，有明顯的向大腿方向放射的酸麻脹痛感。

2. 點環跳穴：患者俯臥，全身放鬆。醫者站於側面，屈肘，用肘尖由淺入深地向下按壓環跳穴，同時做環轉回旋揉動。一般可施術 1～3 分鐘，以患者產生局部的酸麻脹痛感為佳，有的患者會產生向小腿放射的感覺（圖 5-17）。

3. 按揉腰背肌群：患者體位同前。醫者於一側在患者腰背部施按揉手法 1～3 分鐘，使其腰背肌群盡量放鬆（圖 5-18）。

4. 戳點痛點：患者體位同前。醫者以單手或雙手拇指在臀部尋找並點按痛點，酌情施力戳點約 1～3 分鐘，力度以患者能夠承受為度。

5. 點撥或彈撥痛點：患者體位同前。醫者以拇指沿梨狀肌走向施點撥或彈撥手法，重複 3～5 遍。可有效鬆解局部黏連。

6. 按揉、提拿下肢後側肌群：患者俯臥。醫者以單手或雙手提拿、按揉下肢後側肌群，自上而下反覆進行 3～5 分鐘，促其放鬆，減少局部壓迫。

7. 推搓八髎：患者體位同前。醫者以手掌置患者腰骶部（八髎穴處），施快速推搓手法 1 分鐘，使局部發熱，透及深層，促進炎症消散。

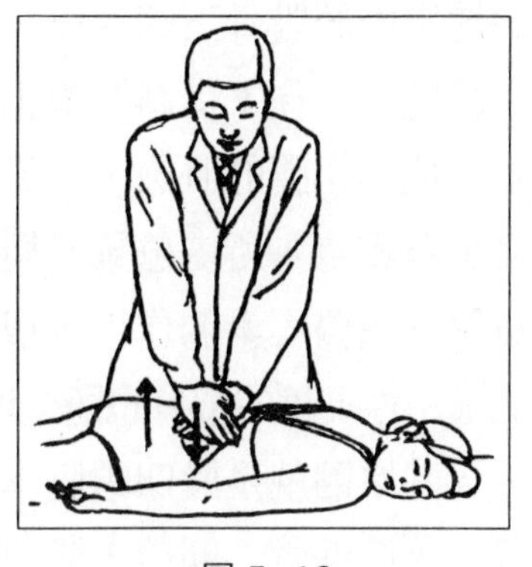

圖 5–19

8. 壓迫、提腰骶部：患者俯臥。醫者以雙手掌重疊按壓住腰骶部，逐步做出壓、加力下壓及迅速雙手上提撤離施術部位的壓迫提之手法，重複進行 1～3 遍（圖 5-19）。

(三) 結束手法

1. 點按承山、委中、殷門、承扶穴：重複治療手法 1。

2. 叩擊下肢：患者俯臥。醫者以雙手半握拳，交替叩擊其下肢後側肌群 1～3 分鐘，左右肢交替，使其充分放鬆，然後結束治療。

八、股四頭肌萎縮

股四頭肌位於大腿前側，是人身體體積最大的一塊肌肉。由股直肌、股外側肌、股內側肌、股中肌組成，四塊肌肉於股骨下端合成一扁腱，跨過膝關節前面，包繞髕骨，往下借髕韌帶止於脛骨粗隆。股四頭肌是唯一能伸小腿的肌肉，也是人體最強大的伸肌。在身體上負擔重，所處位置又極易遭受過度牽拉和碰撞、打擊等致傷因素的作用，損傷機會較多，造成股四頭肌廢用性萎縮的機會也隨之增多。

其原因就是股四頭肌本身的損傷以及相鄰的髖、膝，下肢的骨、關節、肌肉的病變，使股四頭肌活動減少，血流減少，肌組織蛋白質丟失導致肌纖維變細、體積縮小、張力降低。

另外，寒冷、疲勞、感染、代謝障礙、股神經病損、偏癱、久病臥床等也會造成股四頭肌萎縮，故該症臨床較為多見，對人體機能影響較大。

臨床表現：

由於股四頭肌萎縮，肌肉體積變小，豐隆的外部形態消失，張力降低，肌力下降。患者常有患肢發軟無力的感覺，尤其是在上下樓梯和上下坡時表現更加明顯，嚴重時要用手助一臂之力，才能完成要做的動作。個別患者在行走時有突然膝部打軟而發生跪倒現象。在髕骨上緣以上 4 公分處測大腿周長，與對側比較有明顯縮短，可有助診斷。

治療：

(一) 準備手法

1. 點掐太衝、太谿、解谿、三陰交穴：患者仰臥。醫者以拇指點掐太衝、太谿、解谿、三陰交穴各30秒。

2. 點按足三里、血海、風市、伏兔、髀關穴：患者體位同前。醫者以拇指分別點按足三里、血海、風市、伏兔、髀關穴30秒。

(二) 治療手法

1. 推摩下肢肌群：患者仰臥。醫者立於一側，以全掌推摩下肢前側及外側肌群1～3分鐘。要求施用均勻持續的按壓之力，使患者有明顯的舒適感（圖5-20）。

2. 按揉、提拿股四頭肌：患者體位同前。醫者雙手掌置股四頭肌處，施提拿、按揉手法3～5分鐘，力度由小到大，輔以彈撥手法以加強刺激，促進血液循環，增加營養成分的供應（圖5-21）。

3. 順理股四頭肌：患者仰臥。醫者於一側，一手

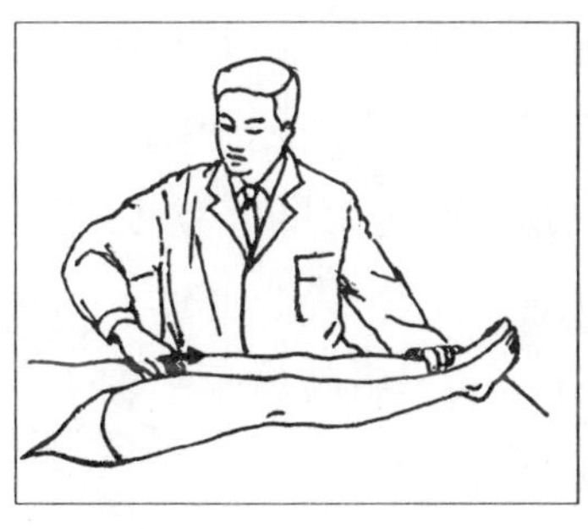
圖 5–20

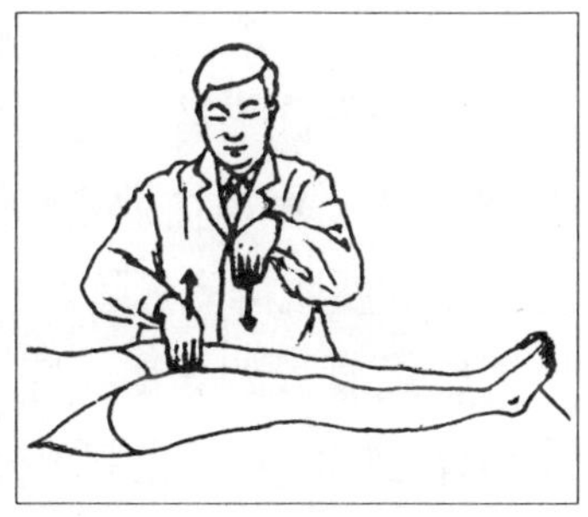
圖 5–21

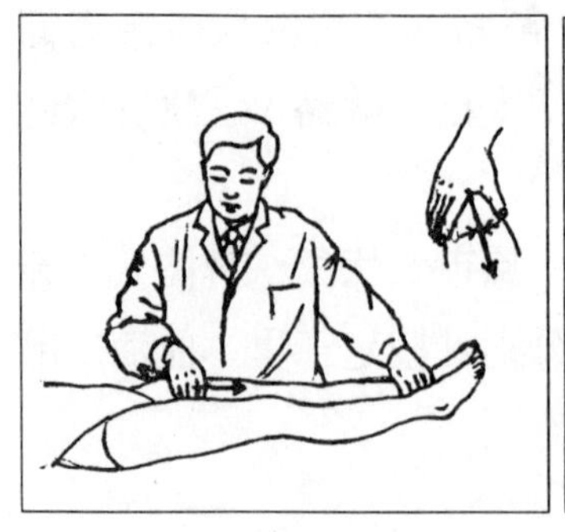

圖 5–22

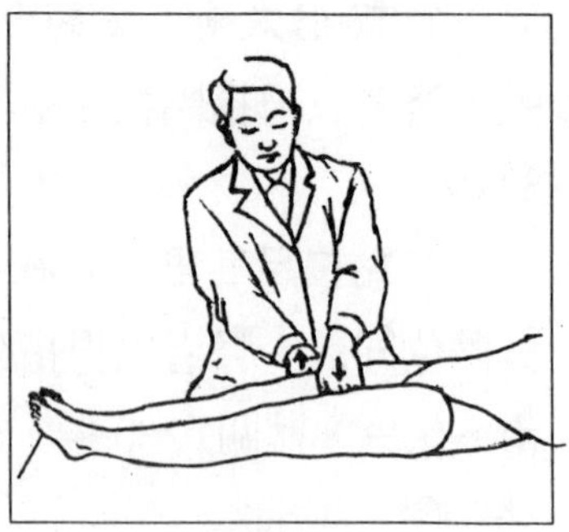

圖 5–23

握其踝部起固定作用。另一手以拿法手勢，手不離皮表，自近而遠、自內而外將股四頭肌捏拿順理，做一捏一鬆移動操作。重複 3～5遍（圖 5-22）。

4. 推搓股四頭肌：患者仰臥。醫者立於一側，兩手掌相對分別置於下肢近端兩側，施推搓手法，邊推搓邊移動，重複 3~5 次。要求用力輕柔深透，以患者有舒適感為宜（圖 5-23）。

5. 抱揉膝關節：患者仰臥，患肢屈膝約 90°。醫者坐其床沿一側，雙手掌分別置患肢膝關節內外側，先施夾持之力，繼而抱揉，順時針和逆時針方向各 5~8 次。然後再施夾持之力，並逐步移向大腿上部，邊移動邊夾持，重複往返 3~5 遍，繼之來回搓動 1~3 分鐘，使大腿肌群盡量隨之抖擺，放鬆。

6. 擦揉股四頭肌：患者仰臥，患肢放平。醫者以掌擦揉股四頭肌及相鄰部位 1~3 分鐘。

7. 叩擊股四頭肌：上述體位不動。醫者半握雙拳，輕叩股四頭肌及相鄰部位1～3分鐘。

(三) 結束手法

1. 點按足三里諸穴：重複準備手法2。

2. 推摩下肢肌群：重複治療手法1。

九、膝外側疼痛綜合徵

膝外側疼痛綜合徵也稱髂脛束摩擦綜合徵，是由於膝關節長時間頻繁的屈伸活動，髂脛束沿股骨外髁邊緣前後滑動，反覆摩擦引起滑膜及疏鬆結締組織的一種創傷性炎症。

臨床表現：

患者膝外側在跑、走、上下樓梯或屈伸膝時產生劇痛，或刺痛灼痛，或擠壓痛，多數病人於疼痛時有一種脫膝感，即腿軟下蹲現象。可在腓骨小頭上方處，位於膝外側副韌帶與膝關節隙之間或相當於外側副韌帶在股骨外髁之附著點處可觸及硬結並有壓痛。

該症經治療或休息後可自癒，但運動量一加大，又易復發，嚴重者造成跛行，功能障礙。

治療：

(一) 準備手法

患者仰臥立。醫者以拇指點按太衝、三陰交、足三里、陽陵泉、陽關、風市、血海穴各30秒。

(二) 治療手法

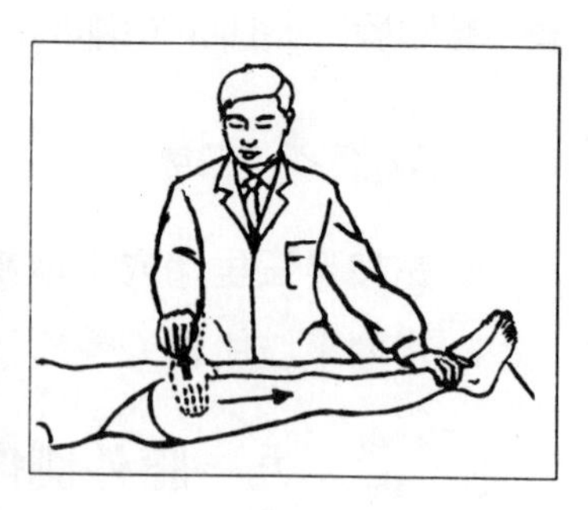

圖 5–24

1. 按揉、提拿股四頭肌：患者仰臥。醫者立一側，一手扶握患肢踝部以固定，另一手置患肢股四頭肌處施按揉、提拿手法 3～5 分鐘，以增強該肌力量，減輕膝軟無力等臨床症狀。該手法也可雙手掌同時置其股四頭肌處施之（圖 5-24）。

2. 按揉、推摩闊筋膜張肌，髂脛束：患者仰臥，患肢屈膝約 90°，全身放鬆。醫者坐其患側床沿，一手扶其膝關節，一手自膝關節外側始至其髖部施按揉、捏拿、推摩手法 3～5 分鐘。

3. 分筋、彈撥腓骨小頭及鄰近組織：患者仰臥。醫者於患側，一手四指放於患肢膝關節前方，以拇指探找壓痛阿是穴，在腓骨小頭上方處，位於膝外側副韌帶與膝關節之間，或相當於外側副韌帶在股骨外髁之附著點處可觸及硬結或條索狀改變。醫者以拇指點按痛點，並施彈撥，分筋手法 3～5 分鐘，可減少黏連，促進炎症吸收，有較好的止痛效果，並可預防復發（圖 5-25、26）。

4. 擦揉患區：患者仰臥。醫者於一側，一手扶托肢體以固定，另一手於患處施擦揉之法 1～3 分鐘，可

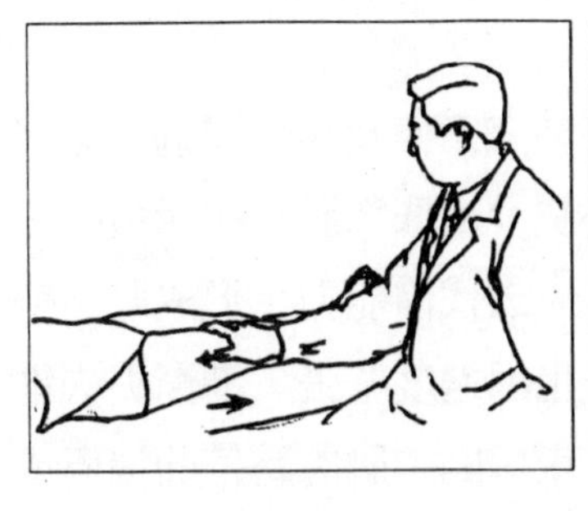

圖 5-25

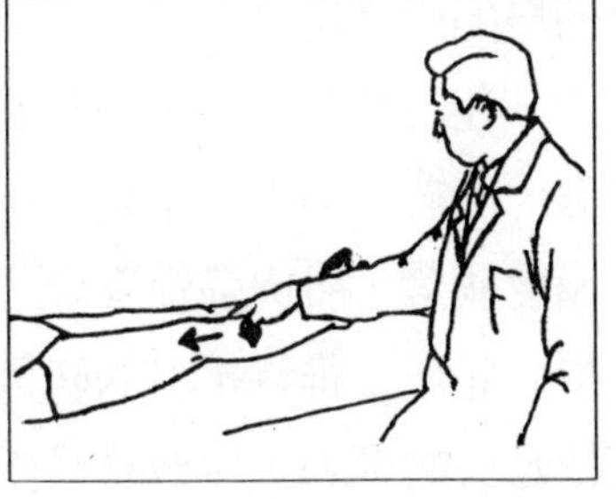

圖 5-26

消散炎性滲出物，促進組織修復。擦法之後輔以推摩法1分鐘。

(三) 結束手法

點按患肢風市穴、陽陵泉及相應阿是穴，力量由輕到重，再由重到輕，輔以推摩，最後復原結束手法治療。

十、足部勞損及平足症

足的跗骨和跖骨排列成向上凸起的穹頂狀，稱為足弓。其前後縱向的弓稱為足縱弓，而左右橫向的弓稱為橫弓。足弓具有緩衝地面對身體產生的反作用力，以減少震盪的作用。同時由於足弓的支持，保持了行走時足底的血管、神經免受壓迫。骨的形態、韌帶的張力、肌肉的力量是維持足弓生理狀態的三要素，其中任何一個因素出現病理變化，都可引起足弓的塌陷成為平足。

在日常生活中，長時間站立工作及年老體弱、肥胖者，由於肌肉力量不足，小腿及足底部肌肉超量負荷，過度疲勞，肌肉彈性下降，失去代償能力，形成肌肉勞損。此後，維持足弓的韌帶也因過度牽張，漸漸失去維持足弓的張力，以致足弓出現塌陷，肌肉韌帶的損傷或勞損，引起足弓塌陷導致平足，平足又易導致勞損，二者互為因果。在臨床上以較肥胖青少年患此病較為多見。

臨床表現：

本病病情爲一緩慢發展過程，初期主要表現爲乏力與跛行，在較長時間站立或走路後，感到足部無力，疲乏，休息後有所減輕，但日後逐漸加重，足底發熱、發脹、發沉，伴有足底酸痛脹痛，有的患者還出現小腿腓腸肌痙攣性疼痛，雖經休息也不能完全消除，漸漸出現跛行。檢查時可發現患側小腿肌肉及足底跖筋膜都很緊張，小腿發硬有壓痛。到後期時患足足弓塌陷，足的前部因橫弓塌陷而增寬，患者赤足站立高處，從後面可見其患足的跟腿歪向內側。

治療：

(一) 準備手法

患者仰臥。醫者立於一側，以拇指點按太衝、崑崙、太谿、三陰交、足三里穴各 30 秒。

(二) 治療手法

1. 推摩小腿肌群：患者俯臥，雙腿略分開，伸直，以足面外側貼及床面，全身放鬆。醫者立其側面，以手掌自腰骶部開始沿大腿後側向小腿推摩 5～8 次，之後於足跟處向下按壓 1～3 次。左右肢交替，以促進肌肉放鬆，增加血運。

2. 提拿、按揉下肢後側肌群：患者俯臥。醫者雙手置大腿處，自上而下施提拿、按揉之法 3～5 分鐘。

3. 推捏足底：患者體位同前，屈膝 90° 足心向上。醫者立於一側，一手持腳，另一手握虛拳，食指指間關節屈曲，並以其近端指間關節的背側為著力點，點按、推揉足底肌群及韌帶，要求手法貼緊皮膚，力達深處，施術 1～3 分鐘。然後，以雙手拇指置足底，餘四指握足背，兩處相對用力，沿各跖骨之間反覆揉捏 1～3 分鐘（圖 5-27、28）。

4. 刮足底：患者俯臥。醫者接上一手法，一手持腳，另一手半握拳，食指、中指屈曲，以兩指的近端指間關節背側為著力點施推刮手法 1～3 分鐘，圖中醫者施術之手手心向上時力度較輕，如欲增大施術力度，可手心向下施之（圖 5-29）。

5. 點湧泉穴：患者俯臥，患肢屈膝 90°，足心向上。醫者立於患側，以拇指或中指指尖（以食指指腹疊壓於中指遠端指間關節背側），點顫湧泉穴 30～60

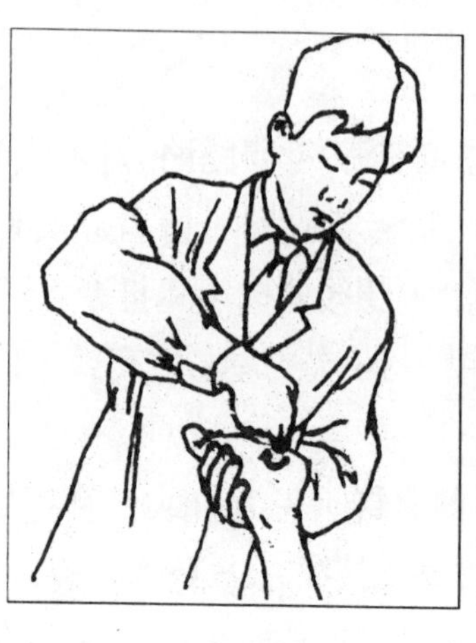

圖 5–27

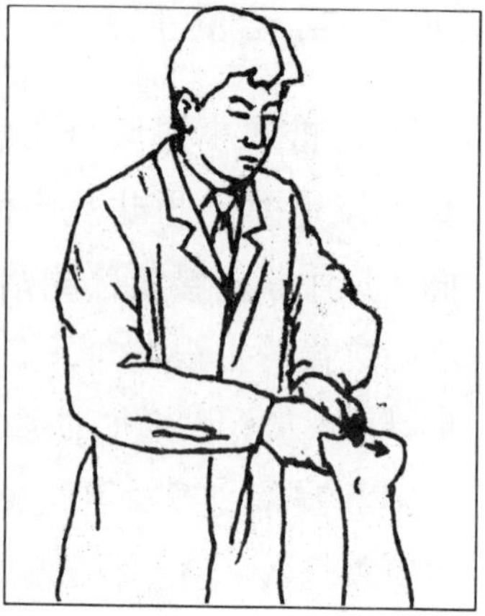

圖 5–28

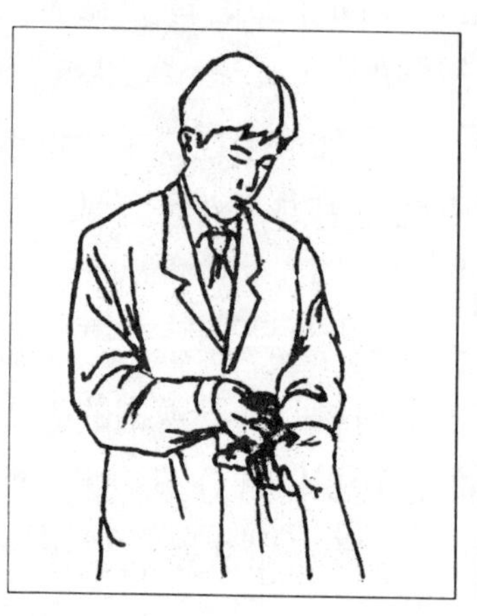

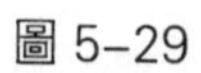

圖 5–29

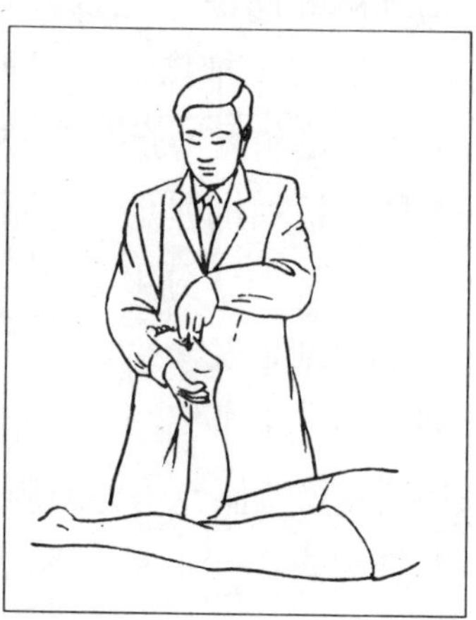

圖 5–30

秒（圖 5-30）。

(三) 結束手法

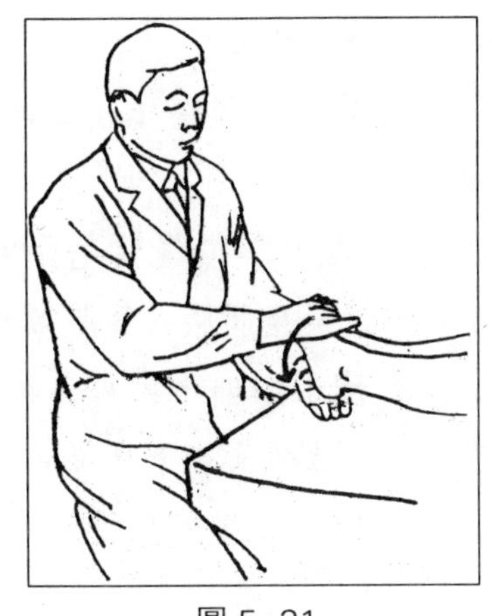
圖 5–31

1. 搖踝：患者仰臥。醫者於足側，一手掌心向上托扶足跟，另一手拇指與其餘四指呈對鉗狀握前足部，以足踝為軸心，做前後左右環轉搖動，順時針、逆時針各 10～15 次，要求動作靈巧輕快，幅度適中（圖 5-31）。

2. 點掐太衝、解谿、足三里穴：患者仰臥。醫者點掐太衝、解谿、足三里穴各 30 秒，最後復原結束治療過程。

十一、踝關節扭傷

踝關節扭傷多發生於行走過程中因路不平、路滑或有障礙物時不慎跌倒；空中落地時重心不穩，或下樓下坡時踏空倒地，以及運動中拼搶碰撞倒地等情況；穿高跟鞋行走過快、站立不穩都會導致踝關節扭傷。

由於解剖學特點，足踝關節內翻較外翻活動範圍大，而且踝內側的三角韌帶較外側韌帶堅韌有力，所以，由於踝關節內翻引發的踝關節扭傷較多見，其損傷部位多在足踝外側。

臨床表現：

1. 疼痛：損傷後踝關節外側驟然疼痛，走路和活動時疼痛加劇。

2. 腫脹：損傷後毛細血管破裂出血，組織液滲出，迅速發生腫脹。腫脹多發於踝前外側和足背部。

3. 皮下淤血：由於毛細血管破裂出血，血液淤聚在皮下，出現淤斑，傷後2~3天淤血青紫最爲嚴重。

4. 跛行：傷後患足因疼痛不能支撐於地，即出現跛行。

治療：

(一) 準備手法

患者仰臥。醫者立於一側，以拇指點按太衝、解谿、足三里穴各30秒。

(二) 治療手法

推拿對治療單純的肌肉、韌帶損傷或韌帶部分斷裂者效果較為滿意。如有骨折，則儘早按骨折處理，施行手術治療。

在損傷的急性期（24小時內），應儘早冷敷，以免血管繼續出血。24小時後可推拿治療。但手法要輕，不可擦破皮膚。

1. 做內翻、外翻功能位：患者仰臥。醫者以右手緊握患者足趾向上牽引，先外翻，擴大關節內側間隙，以左手食指壓入其間隙內，然後仍在牽引下內翻足部，擴大踝關節外側間隙，以拇指壓入關節間隙內，使左手拇、食指夾持踝關節，右手在牽引下，將患足左右搖擺，做內翻、外翻功能位 3～5 次（圖 5-32）。

2. 做背伸、跖屈功能位：患者體位同前。醫者左手拇、食二指用力向後下部推按踝關節，同是以右手將患足強度背伸，稍停頓，然後盡力跖屈足踝部，完成背伸、跖屈功能位，此手法重複 3～5 次（圖 5-33、34）。

3. 抱揉足踝關節：患者體位同前。醫者雙手抱握踝關節，輕輕牽拉之後，按順時針方向抱揉踝關節 8～10 次，然後再逆時針方向抱揉 8～10 次。

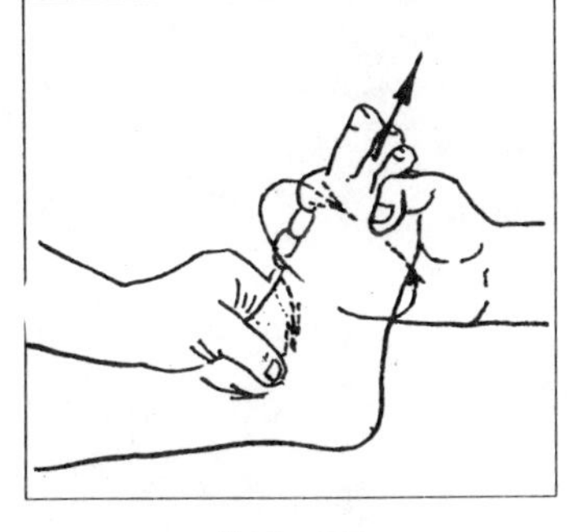

圖 5–32

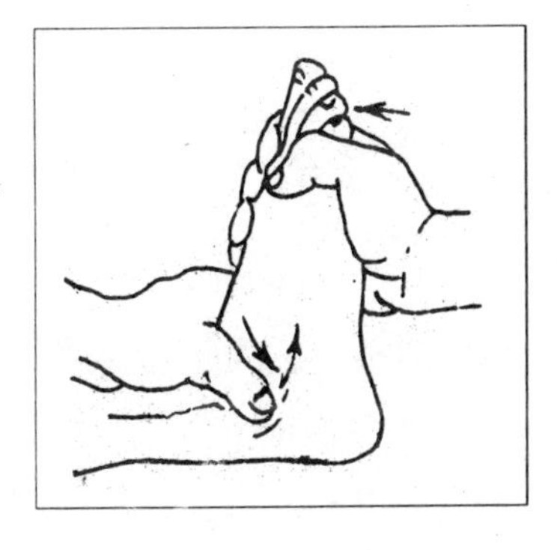

圖 5–33

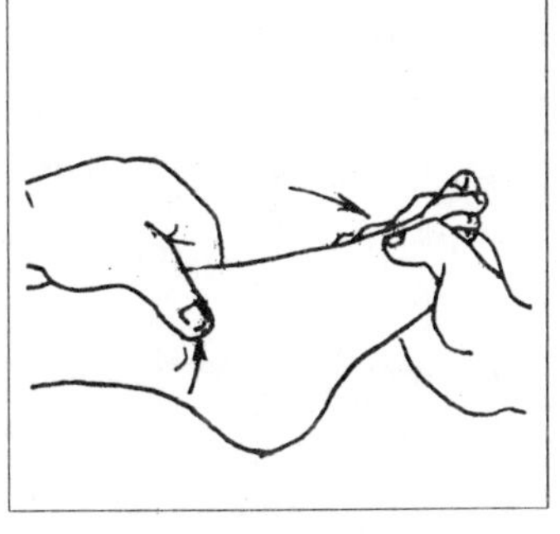

圖 5–34

(三) 結束手法

1. 推揉小腿肌群：患者仰臥。醫者一手托起患踝足跟，另一手由下向上推揉患踝上部肌肉，使腿部肌肉氣血得以疏通。

2. 點按足踝部諸穴：患者體位同前。醫者分別點按崑崙、解谿、太谿、太衝、丘墟、京骨、申脈等穴各 30 秒。然後復原結束治療。

國家圖書館出版品預行編目資料

神奇推拿療法 / 張貴荷、甘仲杰主編
－ 初版 － 臺北市，品冠文化，2002〔民 91〕
面；21 公分－（傳統民俗療法；11）
ISBN 957-468-143-2（平裝）
1. 推拿
413.92　　91006281

北京人民體育出版社授權中文繁體字版
本書原名：實用傳統推拿療法

神奇推拿療法

ISBN 957-468-143-2

編 著 者 / 張貴荷、甘仲杰
責任編輯 / 駱　勤　方
發 行 人 / 蔡　孟　甫
出 版 者 / 品冠文化出版社
社　　址 / 台北市北投區（石牌）致遠一路 2 段 12 巷 1 號
電　　話 /（02）28233123・28236031・28236033
傳　　真 /（02）28272069
郵政劃撥 / 19346241
網　　址 / www.dah-jaan.com.tw
E - mail / service@dah-jaan.com.tw
登 記 證 / 北市建一字第 227242 號
承 印 者 / 國順文具印刷行
裝　　訂 / 協億印製廠股份有限公司
排 版 者 / 弘益電腦排版有限公司
初版 1 刷 / 2002 年（民 91 年） 8 月
初版 2 刷 / 2005 年（民 94 年） 7 月

定價 / 200 元